医门八法

——一通百通实验录

胡代禄 著

中国中医药出版社

·北京·

图书在版编目（CIP）数据

医门八法：一通百通实验录 / 胡代禄著 . —北京：中国中医药出版社，2014.3（2024.10 重印）

ISBN 978-7-5132-1708-8

Ⅰ . ①医… Ⅱ . ①胡… Ⅲ . ①八法（中医）—经方 Ⅳ . ① R289.2

中国版本图书馆 CIP 数据核字（2013）第 267720 号

中 国 中 医 药 出 版 社 出 版

北京经济技术开发区科创十三街 31 号院二区 8 号楼

邮政编码　100176

传真　010 64405721

北京盛通印刷股份有限公司印刷

各地新华书店经销

*

开本 880×1230　1/32　印张 7.625　字数 177 千字

2014 年 3 月第 1 版　2024 年 10 月第 3 次印刷

书号　ISBN 978-7-5132-1708-8

*

定价　29.00 元

网址　www.cptcm.com

编辑的话

我为什么如此看重"治病大法"？

摆在您面前的这本《医门八法——一通百通实验录》，是我特别向读者推荐的精品著作，这是关于"治病大法"领域少见的如此深入、细致的临床专著。

"几百次电话"，高频率沟通，只为让读者"高屋建瓴、一通百通"。

编辑室的同仁疑惑不解地问我，专门为了这一本书，你就和素未谋面的作者几百次电话沟通，几乎每隔两三天，甚至后期一天八九次电话畅聊，值得为一本书投入这么大的精力吗？

我的回答是：绝对值得！因为对于"治病大法"的深度研究和扩展应用，是当代中医临床界存在的盲区之一。如，汗法只言其能"祛除表证"，殊不知里证之实证，亦广泛兼用汗法以"祛邪外出"。可以说，当代教材对于"治病八法"的应用范围，只介绍了常用的十之三四，而更广阔、更丰富、更灵活的"十之六七"，则如湮没于海平线之下的冰山主体。是书之出，"冰山主体"乃见天日。

我认为："八法"可分为三类：

一类是按"虚实"分类：实证用汗吐下消法（其中表证用汗法），虚证用补法。虚实错杂（含虚实错杂基础上的寒热错杂）乃至阴阳错杂证，用和法。和法为其他治法的组合而已。

一类是按"表里"分类：只有"汗法"用于表证，其他"吐下消补法"只用于里证而不用于表证。（汗法用于表证，是给表邪出路；汗法用于里证，是给里邪出路）

一类是按"寒热"分类：寒证用温法；热证用清法。温清可附着在"汗吐下消补和"的每一法上。（温清法和汗法一样，既可有表证，也可有里证）

因此，从临床使用的角度看，八法的顺序最好是"汗吐下消补和温清"（对比：教材上的顺序为"汗吐下和温清消补"；《医学心悟》上顺序为"汗和下消吐清温补"）。

我对治病大法与基本病机的认识一览表

病机 在表；在里		八		法				
		汗法	吐法	下法	消法	补法	和法	温法	清法
实证	实寒	汗法 温汗		下法 温下	消法 温泻			温法 温泻	
	实热	汗法 清汗		下法 清下	消法 清泻			温法 温泻	清法 清泻
	气滞		吐法	下法	消法 行气			温法 温泻	
	血瘀		吐法	下法	消法 活血			温法 温泻	

续表

病机 在表；在里		八　　法							
		汗法	吐法	下法	消法	补法	和法	温法	清法
实证	水湿	汗法		下法 附： 利水 渗湿	消法 燥湿 利水 渗湿			温法 温泻	
	痰		吐法	下法	消法 化痰			温法 温泻	
	饮		吐法	下法	无			温法 温泻	
	食积		吐法	下法	消法 化食			温法 温泻	
虚证	阳虚					补法 补阳（含 温补）			
	气虚					补法 补气			
	阴津虚					补法 补阴津 （含清补）			
	血虚					补法 补血			

在对"治病大法"的临床意义和扩展研究上，我与本书作者胡代禄先生难得"心有灵犀一点通"，均认为对于"治病大法"的深度研究，是当代中医临床界非常重要的课题，如同西方哲人卡尔·马克思所说："不是批判的武器，而是武器的批判！"倘若对"治病大法"研究不深不透，则难以从理论俯瞰的高度上，对临床应用作出高屋建瓴、一通百通的突破。

因此，我愿意尽全力支持、协助有如此突破意识的作者，将他的个人专著打造成为这个领域的"标杆性作品"。虽然我们没有机会"面对面"倾心畅谈，但是，通过几百次电话沟通，我和素未谋面的胡代禄先生，已经成为学术上的知己、精神上的良友。

　　通过这几百个电话，我请胡代禄先生将"治病八法"与全部"基本病机"逐一联系，也就是说，比如汗法，就要分别与在表、在里的"实寒、实热、气滞、血瘀、水湿痰饮食积，阳虚、气虚、阴津虚、血虚"全部联系，以便打通"治病大法"与"基本病机"的全部关联。这是一项对于临床极其有用的重大工程。而现在，这一切已经全部落实在这本书中！

"百万字浓缩十万字"，只为让本书"精益求精、全是干货"

　　谈及本书的来历，乃是数年之前素不相识的胡代禄先生，通过我的公开征稿邮箱，发给我一本近百万字的稿件（原著《实用中医治法学》，以"治法作用"为纲）。当时我在第一时间浏览完稿件，立刻给他打电话，诚挚而又直率地表示：您的书稿对"治病八法"提出了很多拓展应用，颇具实用价值！但是文字表述太过繁杂，如果要出版的话，要重新写，而且要把一百万字压缩为十万字左右。

　　这既是我出版的意见，也算是委婉地拒绝。没想到胡代禄先生斩钉截铁地说："怎么修改都可以，您作为我信赖的出版人，您说怎么改，我就怎么改，十遍不行，就改二十遍，二十遍不行，就改五十遍！"

　　从此，开始了我编辑生涯最为"痛苦"的日子。胡代禄先生虽是泸州医学院中医系的老牌大学毕业生，但其文字表达毕竟带有很多"乡土气息"，他善于思考、擅长临床，而对于文字写作常常词不达意，就像他的地方口音一样，几年来，我们数百次的电话交流，每次我都只是连蒙带猜才能"猜"到他的大致意思，所以经常对他说，您先听我讲、您的意思是不是这样……实际上，应我的要求，他把他已经写作完成的一百万字书稿，全部"推倒"重写。这几乎是一件不可能完成的任务，作品都是作者的"心头肉"，一百万字，说推倒就推倒，说重写就重写！我想，任何一个资深编辑都很难遇到"如此尺度"真诚配合的作者。但胡代禄先生做到了。他按照我的策划思路，重新写作每个章节。乃至于每个章节，都反复写作修改近十遍。虽然胡代禄先生的文笔达不到畅快淋漓的程度，但毕竟把关于"治病大法"的灵活应用表述得精细入微。

　　我曾私下问他，一百多万字，浓缩为十几万字，一本普通的专著，反复修改重写十多次，到底是什么信念支撑着你，要知道你写这一本书的工作量，相当于其他人写十多本的工作量啊！而胡代禄先生只是朴实无华地回答："我就是想让这本书尽可能'精益求精、全是干货'，虽然离这个目标还差得很远，但我会尽全力去做！"

在此，我也谨把胡代禄先生的这句话，再一次重复：我就是想让这本书尽可能精益求精、全是干货！

刘观涛

2013 年 11 月 31 日于北京

自　序

余蜀南内江人氏，恢复高考后就读于泸州医学院中医系。1980 年某晚，余倏然感悟：既然"恶寒发热"的主要机理是"外邪客表，卫气郁遏"，那么，能解除"恶寒发热"的汗法当能祛除外邪、调畅卫气，为何教科书在论及汗法时，只言祛除外邪，不言"调畅卫气"？为求真谛，乃反复研习《内经》，遍阅书刊，关注汗法，后延及八法，包括：汗法、吐法、下法、消法、补法、和法、温法、清法。

几千年来，中医著述汗牛充栋，但除了《医学心悟》等极少数专著对八法有过专论之外，总体上还是缺少对"八法"系统深入和拓展应用的专著，多数图书讲到"下法"时，只是针对"里实已结"，而难见"以泄代清"的论述；再如多数图书讲到"汗法"时，则曰解表，而较少提及针对"在里实证"的"从表而解"法则……诸如此类，不胜枚举。

堂堂治疗大法，屈尊于专法专用的"樊笼"，使得"八法"在理论上不清，令后学者难以正确认识"八法"的主要作用；在应用上不明，令临床者未能充分发挥"八法"的治疗实效。鉴于此，笔者潜心八法，从未稍懈。求索三十载后，终于发现了八法的主要作用，拓展了八法的临床应用，在理论上有诸多创新，又有很强的临床实用性。蒙刘观涛编辑援手，数年来几百次邮件和电话沟通，诤言斧正，苦口婆心，毫不保留。本人亦百折不挠，废寝忘食，历经上百次反复修订，乃成是书，终得付梓于世！

应当指出的是，是书虽论八法，但实论百法。因为治法虽多，但究其实质，总不出八法范围，"盖一法之中，八法备焉，八法之中，百法备焉"（《医学心悟·医门八法》）。故一法通则八法通，八法通则百法通，若能习好八法，则能一通百通，用好"治病大法"。

本书写作过程中，策划编辑刘观涛先生曾要求我将八法与全部"基本病机"逐一对应，最初我颇感迟疑、不解，经过反复沟通，终于彻底认同了"病机贯穿论"。与我研究八法不谋而合的是，刘观涛先生亦把"治病大法"列入"中医师承十大课题"进行深入研究，本书在多处亦渗透他对八法独到的研究体悟。虽然他甘做幕后英雄，但我仍要对他在学术研究（而不仅是医学编辑）上的独立创建表示由衷的崇敬。正是由于八法与病机全面对应，则本书"八法之中，百千病机备焉"，较之《医学心悟·医门八法》似乎又向前迈出了新的一步。

书虽薄，却是心血所铸！三十载所垒，旨在论新而实用。读者以为论新乎？以为实用乎？若能有所裨益，则余心足矣！

最后，感谢妻子刘萍三十年来对我的大力支持！

胡代禄
壬辰年八月草于婆城清溪河畔

目录

目录

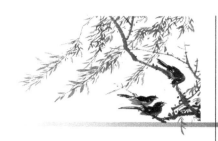

第一章 汗法

汗法颇具发散作用，属泻法范畴，主要用于实证。汗法不仅用于表证之实证，亦可用于里证之实证。

汗法用之太过，有可能导致阴虚、阳虚，甚至有亡阴、亡阳之虞。因此，汗法不利于虚证，原则上禁用于虚证。但若正虚而兼夹实证，亦可在补虚的基础上酌配汗法。亦即，汗法可用于虚实夹杂病证。

表证类

表证，通常有表实、表虚之分，风寒、风热、风邪、风水或风湿等之异。

本书对于"表虚"的界定为"表实和里虚的组合"，把表证均视为实证。5版《中医诊断学》教材指出："表虚证之称，这是对太阳伤寒证的表实而言的，并不是绝对的虚证。"担任7版《中医诊断学》教材副主编的山东中医药大学庄泽澄教授，在其著作《中医诊断学疑难解读》中则直截了当对太阳伤寒表实证、太阳中风表虚证进行定性为"两者均为实证"。

第一节　汗法治疗实寒在表、实热在表

实寒在表、实热在表，习称风寒、风热，亦称表寒、表热，若风寒、风热均不明显，则为实平在表，亦称"风邪"。

临床已经熟知，风寒用麻黄汤等方，风热用麻杏石甘汤等方，风邪用川芎茶调散等方。

由于辛凉解表法发汗解表作用较弱，而辛温解表法发汗解表作用较强，故使用辛凉解表法时常需配伍辛温解表法，以助辛凉解表法发汗解表。可以说，使用解表法时，辛温解表法不可或

缺，需酌情伍之。

实际临床往往复杂难辨，很多时候难以分辨偏于风寒、风热，抑或偏于平性的风邪。应如何分辨？根据笔者经验，外感表证容易迅速由风寒变风热，由表热变里热。倘若外感病证复杂难辨，则可辛温辛凉并用，并兼配清法。

验案：

患者，男，6岁。每年都要患二三次急性上呼吸道感染，出现发热、鼻塞、流涕、喷嚏、咽部不适等症，发热多为中等程度（38.0℃ ~ 38.9℃），有时为高热（39.0℃以上）。主要用西药治疗，服药或注射后，体温多有下降，但不久又要复升，多要三四天后才能完全退去，此次又因受凉起病。症见：发热，恶风，无汗，鼻塞，流清涕，时有喷嚏，咽部不适，精神差，口干不欲饮，纳呆，二便无明显异常，苔薄白，脉浮数。查：体温38.9℃，咽轻度充血，扁桃体无肿大，血常规示白细胞总数及中性粒细胞皆不高。

此系急性上呼吸道感染，辨为外感表证，但风寒、风热均不明显。若按风寒治之，恐失之于风热；若按风热治之，恐失之于风寒。

该疾多因起居不慎、感受外邪所致，多伴有发热、恶寒或恶风，此为表证；该疾由表迅速传里，或里热引发外感，多有里热为祟；该疾多无汗，而汗不能出，则表证难解，里热难退。其治宜发散发汗，祛除表证，清解里热。

处方：

荆芥 10g	防风 10g	羌活 10g	苏叶 10g
桑叶 10g	菊花 10g	柴胡 10g	薄荷（后下）6g
金银花 12g	连翘 12g	黄芩 10g	板蓝根 12g
甘草 6g			

泡15分钟后轻煎（沸后8～9分钟即可），少量多次，频频热服，并覆被安卧，予服热开水。

服后不到3小时，患儿即有汗出，体温明显下降，诸症亦有所好转；不到8小时，体温降至正常，诸症基本消失。继予上方1剂，仍轻煎热服，1日服3次，亦不覆被安卧，药后体温未再复升，诸症消失。

之后，此患儿每患急性上呼吸道感染，只要热度明显（中等发热或高热），勿问风寒风热，即予上方上法，均能在8小时内体温降至正常，亦不复升，诸症基本消失。历经5次后，未再患急性上呼吸道感染，未再发热。

按： 上方以荆芥、防风、羌活、苏叶、桑叶、菊花、薄荷、柴胡辛温辛凉并用以发散发汗，两解风寒风热；以金银花、连翘、黄芩、板蓝根清解里热；以甘草调和诸药。

笔者将上方命为"荆防银翘汤"，作为风寒、风热、风邪在表的常用方，颇适合发热症状明显（中等度发热或高热）者，只要不是急性化脓性扁桃体炎或严重疾病所致，多有较好效果。

另，汗法治疗表寒、表热证，须适当助汗。即：汤药少量频服、热服，予服热饮，覆被安卧，避风寒，宜微汗不宜大汗，这是增强疗效、缩短病程、迅速解表退热的重要措施。

第二节　汗法治疗气滞在表

受传统教科书影响，多认为表证必有恶寒、发热、脉浮之典型表现，否则，就不能名之表证。其实，教材上侧重论述风寒、风热等外感表证，而忽略了无外感典型表现的内伤表证。如卫气

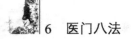

郁遏病证、肺气壅滞病证，往往并没有风寒、风热等典型表现（虽然也可兼有风寒、风热）。

汗法主要由辛味药物组成，而辛味药物具有发散、宣散、行气的作用，所谓"辛散"（《素问·脏气法时论》）、"以辛散之"（《素问·至真要大论》）、"辛与气俱行"（《灵枢·五味论》），即寓此意，汗法遂有宣散、行气作用。由于辛味药物善入肌表、肺经，汗法善作用于表和肺，汗法遂有行表气、调畅卫气、宣通肺气的作用，遂可用治气滞在表病证。

一、汗法治疗卫气郁遏病证

在表之卫气郁遏病证常见于口歪、中风（中经络）、风寒湿痹等，未必伴有寒热表证。由于卫气主要运行于体表，故卫气郁遏病证病在肌表，病位表浅，再加上汗法能调畅卫气，汗法遂可用治卫气郁遏病证。

验案：

张惠五[1] 1972 年以来用小续命汤加减治疗无高血压病史的中风偏枯 88 例，介绍如下。

处方：

麻黄 3g	桂枝 10g	防风 10g	杏仁 10g
川芎 10g	附子 10g	防己 15g	黄芩 15g
党参 15g	白芍 15g	甘草 8g	生姜 10g

每日 1 剂，水煎服。附子另包，先煎 40 分钟。

加减：恶寒无汗重用麻黄至 6g；有汗恶风无热重用桂枝至 15g；身凉无汗重用附子至 15g；有汗身热不恶寒加石膏（另包，先煎）30g、知母 15g；脉实便秘加大黄（后下）15g；下肢偏重加牛膝 30g、木瓜 10g；上肢偏重加秦艽 15g；语言謇涩不清加石菖蒲 15g。

治疗结果：治愈 46 例，好转 41 例，无效 1 例。总有效率 98.86%。一般需服药 8~25 剂，平均 11.5 剂。

张氏同时指出，小续命汤固然对中风偏枯有确切疗效，甚至对某些曾用多种药物治疗效果不佳或病程既久者，只要认证准确，均可获效。但必须指出，本方绝非中风偏枯之通用方剂，如肝风内动或热极生风，其脉急实大数或沉而滑，有阳盛、阴虚征象者（高血压、脑出血类），当属禁忌。

按：中风偏瘫，酌配汗法。卫气慓悍滑疾，活动能力颇强。若卫气郁遏，不能达于肢体、煦养肢体，亦可导致肢体失去运动功能，不能随意活动。因此，卫气郁遏，不达肢体（一侧），亦可导致中风（中经络）而见中风偏瘫，对此可酌配汗法以调畅卫气。

小续命汤出《千金要方》，可用治中风、半身不遂，历代多有沿用，近年亦时有验案报道，张氏更以此方系统用治中风偏枯 88 例，说明小续命汤治疗一些中风偏瘫确有疗效。观此方用药，系以麻黄汤（麻黄、桂枝、杏仁、甘草）、桂枝汤（桂枝、白芍、生姜、甘草、缺大枣）再加防风以解表；以党参（人参）、甘草、附子补气扶阳。此方遂有补气扶阳、调畅卫气之功，遂可用治气阳不足、卫气郁遏之中风偏瘫。

二、汗法治疗肺气壅滞病证

肺气壅滞病证常见于外感咳嗽、哮喘、鼻衄等。由于肺主宣发，外合皮毛，开窍于鼻，卫气由肺所宣发，肺气壅滞则肺气失宣，易累及卫气、鼻窍、肌表，故肺气壅滞病证常常累及或趋于表。而汗法能宣通肺气，遂可用治肺气壅滞病证。

多数人认为，肺气壅滞病位在肺，当属里证而非表证。笔者认为，肺属表里之间，既可趋于表而见表寒、表热或肺气失宣，亦可趋于里而见肺气壅滞或肺气上逆，还可兼而有之。若肺气壅滞偏于表证，则可用汗法治疗。

1. 外感咳嗽[2]

余早年体弱，薄受风寒辄咳，每以金沸草散取效。施诸他人，亦收捷效。数十年来，余治咳嗽，无论新久，亦无论表里寒热虚实，恒喜用此方化裁。有病者咳嗽缠绵数月，遍用中西药物乏效，服此汤数帖而痊。余因叹其佳妙而授他人，以至辗转传抄，依样画葫芦，竟亦屡有霍然而愈者（方中主药金沸草，乃旋覆花之茎叶，余恒用其花）。余用此方治愈之咳嗽不知凡几，深知方中诸药均可损益，唯旋覆花、芍药、甘草三味为举足轻重而不可挪移之品，故特表而彰之。而临证之倾，损益之妙，又存乎一心也。

若风寒咳嗽，不论久暂，可尽用本方。若喉痒咳痰不爽，似燥咳而实非，可加桔梗；风热咳嗽，去荆芥、前胡，合桑菊饮；燥热咳嗽，去荆芥、前胡，合贝母瓜蒌散；痰多而清稀，合二陈汤；痰黄而夹热，加黄芩，或合泻白散；兼喘，合三拗汤；痰壅气促，上盛下虚，去荆芥、前胡，合苏子降气汤；咳嗽日久，无明显外证，合止嗽散；脾胃虚弱，合五味异功散；反复感冒者，合玉屏风散。

按：江老所言"金沸草散"系指《局方》金沸草散［金沸草（江老用的是旋覆花）、麻黄、前胡、荆芥、甘草、半夏、赤芍（江老用的是白芍）、生姜、大枣］。是方之麻黄、荆芥、生姜、前胡能宣通肺气，祛除表邪，两解风寒风热；旋覆花、半夏能降气，化痰，止咳；白芍、甘草能酸甘缓急止咳；大枣、生姜能调和脾胃。诸药合用，有较强的宣降肺气、祛除表邪（风寒、风热）、化痰止咳作用，再随症加减，可用治各型外感咳嗽，且有较好疗效。

2. 哮喘[3]

李某，女，28岁，1990年10月4日诊。反复喘咳10余年，发作2天。10余年来喘咳反复发作，发无定时，每经输液治疗后方能缓解。曾做过敏试验，对尘螨、花粉过敏。2天前因去公园赏花，遂喷嚏频作，咽痒，胸闷憋气，喘促，不能平卧，咳嗽阵作，咳吐白痰量多，烦躁不安，自服喘舒片不效。症见：呈喘息状，喉中哮鸣有声，阵咳，烦躁。双肺呼吸音粗，呼气延长，双肺哮鸣音（+++），舌红苔薄黄，脉浮滑。嗜酸性粒细胞计数为0.66，诊为哮病。

证属风邪外侵，遂以疏风散邪、内清痰火、宣肺平喘为法。

处方：

荆芥 10g	防风 10g	蝉蜕 20g	当归 15g
生地黄 12g	知母 10g	苍术 10g	牛蒡子 10g
甘草 10g	麻黄 10g	地龙 15g	干姜 10g
杏仁 10g			

3剂，水煎服，日1剂。

自述服药次日则气喘减轻，3剂尽气喘、咳嗽悉平，偶咳白色块状痰。肺部听诊未闻及哮鸣音。舌淡苔薄白，复查嗜酸性粒细胞计数为0.11，守原方加陈皮10g，再进3剂，以善其后。

上方用量为成人剂量，儿童可按年龄情况酌减，一般5~10岁者用1/2量，10岁以上者用2/3量，6天为1个疗程。治疗前均做末梢血嗜酸性粒细胞计数，每3天复查1次。

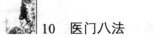

3. 鼻鼽

过敏性鼻炎（鼻鼽）患者近年有所增加，由于过敏原分布较广，因此较难预防也不易治疗，一般仅能对症治疗。近年一些研究人员发现，中药方剂桑菊饮中的桑叶、菊花除有疏风清热作用外，还有清肝明目作用，因此常用于眼部疾病，由过敏性鼻炎引起的结膜炎当然也有较好疗效；薄荷具有辛凉解表作用，对过敏性鼻炎出现的鼻塞、目红均有效；芦根具有清热生津作用，过敏性鼻炎常久病不愈，大量鼻汁流失，体内津液减少，芦根则有预防津液不足的作用。另外，甘草、桔梗有利于消除鼻咽部黏膜水肿，与其他药物组成复方发挥协同作用，对过敏性鼻炎有显著疗效[4]。

按：桑菊饮之桑叶、菊花、薄荷宣通肺气，祛除风邪、风热；连翘、芦根清解热邪；杏仁、桔梗宣通肺气，甘草调和诸药。诸药合用，具有宣通肺气、祛除风邪与风热的作用，对不甚顽固而偏热的鼻鼽有较好疗效。

笔者在上方（桑菊饮）中加入麻黄10g，曾自服及用于他人，提高了疗效。

参考文献

[1] 黄志华 . 张惠五用小续命汤治疗中风偏枯88例小结 . 国医论坛，1989，
　　（6）：22.

[2] 江尔逊 . 金沸草散琐言 . 四川中医，1986，（1）：13.

[3] 杨巧玲 . 消风散加减治疗支气管哮喘36例 . 山东中医杂志，1994，13
　　（7）：297.

[4] 吕群 . 桑菊饮可治过敏性鼻炎 . 实用中西医结合杂志，1992，（3）：138.

第三节　汗法治疗血瘀在表

血瘀在表病证，常见于伤筋初起、外感头痛等。此类病证病在肌表，病位表浅，存在表浅气血不通。汗法能行表气，而表气能行表血，汗法有疏通表浅气血的作用，遂可用治血瘀在表病证。

1. 伤筋初起，突出汗法

伤筋指肌腱、肌肉等软组织损伤，多因跌打、扭挫所致，主要表现为伤处疼痛、青紫、肿胀，甚至关节屈伸不利，可分为扭伤和挫伤，多治以活血化瘀、舒筋通络。由于伤筋病位表浅，存在表浅气血不通，而汗法善作用于表，又能疏通表浅气血，故伤筋初起，多可突出汗法。

已故萧山老中医陈佩永先生，学验俱丰，尤于骨伤科方面，造诣为深，遗有《伤科秘传》一书。其对软组织损伤的治疗，擅长以活血化瘀结合解表发散法，所传验方"少林发散法"，功效显著，其基本方为：羌活、桂枝、荆芥、防风、川芎、炒赤芍、苏木、当归、枳壳、泽兰、葱头，水煎服，加白酒60mL兑入。应用此法化裁，治疗软组织损伤，局部青紫肿胀者，屡试屡验。

潘氏[1]曾治一陈姓男患者，22岁，因从5m高处跌落致多处挫伤。症见：右手臂外侧有2个约3cm×3cm的肿胀区，右颧骨处有一处青紫肿胀区，疼痛剧烈。舌质红，苔薄白，脉细弦。用少林发散法化裁。

处方：

羌活10g　　桂枝10g　　川芎10g　　枳壳10g

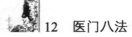

当归 10g　　荆芥 5g　　　防风 5g　　　干姜 5g

苏木 15g　　泽兰 15g

每日 1 剂，水煎服。

服 5 剂后，瘀血消散，青紫肿胀全退。

潘氏体会：解表发散法虽主要用于表证，但现代药理研究表明，发散药中所含的挥发油能舒张血管、改善局部和全身的循环功能、促进局部肿胀的吸收。因此，在运用活血化瘀药的同时，配合适当的发散药，能促进局部软组织损伤的修复。

按：该案是典型的"伤筋"，存在表浅气血不通、瘀血为祟。上方能疏通表浅气血，行气行血祛瘀，遂取得了较好的效果。清代赵廷海在《救伤秘旨》中云："凡跌打损伤，先用发散为主。"亦说明汗法可用治"伤筋"，能疏通表浅气血。

2. 内伤头痛，酌配汗法

外感头痛用汗法众所周知，但内伤头痛是否可以酌配汗法呢？

内伤头痛的病位主要在里，其以疼痛（头痛）为主症，自然存在气血不通。由于头既可属表，亦可属里，头之表里关系极为密切，故内伤头痛的气血不通除有属里者外，还常可波及于表，而致表浅气血不通。因此，一些内伤头痛可酌配汗法以疏通表浅气血。

何氏等[2]自 1989 年至今，运用"偏头痛方"治疗偏头痛200 例。结果：痊愈 175 例（头痛症状完全消失，1 年内无复发），占 87.5%；好转 20 例（头痛症状经服药消失，停药复发，但症状明显减轻），占 10%；无效 5 例，占 2.5%；总有效率97.5%。举一例如下：

李某，女，30 岁，1992 年 5 月诊。诉头痛已有数年，春季易发，痛处多为太阳穴两侧及前额部，痛时剧不可忍。经用消炎痛等药后稍能缓解。已经 CT 等检查排除颅内疾患。也曾服用中药，效果不显。症见：精神疲乏，面色苍白，头痛时作时止，恶心，纳差，舌质淡苔白，脉沉细。

证属偏头风，治宜祛风通络止痛。予"偏头痛方"。

处方：

全蝎 5g　　　蜈蚣 3 条　　　僵蚕 12g　　　细辛 5g

川芎 12g　　　羌活 12g　　　白芷 12g　　　防风 10g

甘草 6g　　　生姜 5 片　　　黄酒（冲服）1 盏

原方 3 剂，1 剂痛减，3 剂头痛若失。考虑到患者久病体虚，继用实下清上之法治其本，调理半个月，数年顽疾竟得痊愈，随访 1 年未再复发。

该方用于儿童剂量酌减。7 日为 1 疗程，一般服用 2~3 个疗程。

按：该案无外症，脉沉细，当属内伤头痛，而上方伍有细辛、羌活、白芷、防风、生姜，且效果较好，说明一些内伤头痛可酌配汗法，以祛除风邪、疏通表浅气血。

参考文献

［1］潘善余.少林发散法治疗软组织损伤.浙江中医杂志，1988，7：308.

［2］何杨伟.从风论治偏头痛.时珍国医国药，2000，11（2）：159.

第四节　汗法治疗水湿在表

水湿病证既可在里，又可在表。在表则为风水或风湿。因

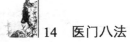

其在表，故可用汗法治疗。例如，羌活胜湿汤治疗风湿在表之痹证，越婢汤治疗风水夹热。本节所论述的为风水/风湿，不含"痰、饮、食积在表"。

杨氏[1]曾用九味羌活汤治疗痹证多例，多有效验（总有效率为95.17%，胃肠道反应发生率为6.15%，半年内复发率为40.9%）。

处方：

羌活 10g	防风 10g	苍术 10g	白芷 10g
川芎 10g	甘草 10g	细辛 6g	黄芩 15g
生地黄 18g			

日1剂，水煎服，取汁500mL，分3次服用。

随症加减：痛甚加制川乌、没药各10g；湿甚加薏苡仁、木瓜各30g；关节肿胀加石膏、忍冬藤各20g；关节畸形加三七粉、全蝎各5g；上肢痛明显加桂枝、桑枝各10g；下肢痛明显加杜仲、牛膝各12g；腰痛明显加杜仲、川断各12g。

按：古人设此方而治疗外感风湿头身疼痛。但笔者观察到此方用于治疗痹证，既能祛风散寒除湿止痛，又防辛温太过而化热伤阴。验于临床，取得了较非甾体抗炎药更好的效果。痹证既为气血为病邪阻闭而引起的疾病，"癥坚之处，必有伏阳"；加之治疗痹证多用辛温之品，故极易化热伤阴。因此，用九味羌活汤等治疗痹证，黄芩、生地黄是必用之药，弃则效减。有人建议风、寒、湿痹，去黄芩、生地黄，谬也。

参考文献

[1] 杨百京.九味羌活汤治疗痹证46例.四川中医，2004，22（1）：49.

里证类

教材通常把汗法对应于治疗表证，似乎汗法只能解除表证。然而，临床中，汗法也时常兼有解除里证之实证的作用，因为实证无论表里都有郁结之性，均需给邪出路，酌情辅以汗、吐、下之法，尤其是汗法，更是广泛适用。

常言"火郁发之"，其实，不但"实热（火）"之郁，连"实寒、气滞、血瘀、水湿"之郁，都可兼配汗法以解之。

第一节 汗法治疗实寒在里

实寒在里，则郁之较甚，尤其适合应用汗法由表而解，一则可解其郁，二则汗法多为辛温发汗，对祛除里寒有较大帮助。

验案[1]：

杨某，男，25岁，2008年11月17日初诊。胃痛牵背，饭前饭后均痛，食则难化，已3个月。脉弦拘紧而数，舌略红苔白。

证属：寒客阳明。法宜：发汗散寒。方宗：葛根汤主之。

处方：

葛根 15g   麻黄 8g   桂枝 12g   白芍 12g

炙甘草 7g   生姜 10 片   大枣 7 枚

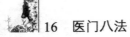

2剂，水煎服。加辅汗三法（连服、啜粥、温覆）取汗。

二诊（2008年11月20日）：药后已汗，症除。脉弦减，予小柴胡汤加干姜善后。

此案并无表证，纯为里寒，汗法仍可用之。予葛根汤发汗散寒，寒去则痛止。

参考文献

[1] 李士懋，田淑霄. 汗法临证发微. 北京：人民卫生出版社，2011.

第二节 汗法治疗实热在里

实热在里，即曰"火郁"，可兼用汗法由表而解，虽然汗法多为辛温发汗，但若配以清热之法，则可协调一致祛除里热。

（一）气分实热，酌配汗法

一些外感病证，表证虽解，却显里热，其热不甚，并非壮热、大热，烦渴亦不著，病情亦不重，多不传变；或是纯为内伤之病的实热在里，均系热郁于里，可汗、清并用，以汗法透泄里热，以清法清解里热。

1. 热郁于肺[1]

尚某，女，学生，2006年4月28日诊。发热1周，体温39℃，咳嗽，不恶寒，胸骨痛，鼻塞，月经方净，无腹痛胀硬，便可。脉沉滑数兼弦，舌偏淡暗苔白。

外感七日，邪已化热，郁伏于里。证属：热郁于肺。治宜：

清透肺热。方宗：麻杏石甘汤合升降散。

处方：

麻黄7g	石膏20g	杏仁9g	炙甘草6g
僵蚕12g	蝉蜕6g	姜黄9g	川军4g
栀子9g	豆豉10g	连翘15g	

3剂，水煎服，1日4服。

二诊（2006年4月30日）：药后微汗出，热退，偶咳。脉缓滑，舌可，停药。

2. 气分初期

气分初期，卫分证状基本结束，但"四大"症状（大热、大汗、大渴、脉洪大）及邪热留滞胃肠尚未形成。一般见证：咳嗽，头昏痛，但身痛已解，汗出，而微恶风寒，口不干渴或口干不欲饮，面红目赤，肌肤灼热，或热稍退但午后热又复炽，潮热症状开始出现，但不烦渴，无腹胀痛，苔薄根厚，但有津液，脉由浮数转为洪大等。

气分初期为卫分证基本结束，气分证开始出现而未悉具。但这不能理解为卫气同病，因为卫分证和气分证均不明显。此期症状多见于一些急性感染性疾病症状未明显阶段，在治疗上单用清气分之白虎汤（或使用承气汤），或单用解卫分之银翘散都不甚妥当[2]。

笔者经验应给予清热透表、泻火解毒的治法，常用陶华的三黄石膏汤（石膏46.5g，黄芩21g，黄连21g，黄柏21g，栀子30个，麻黄15g，淡豆豉2盒，生姜3片，大枣2枚，细茶一撮）加减治疗。

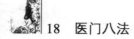

3. 里热证邪在气分

疏解里热，透发郁火是治疗外感高热，邪在气分的常用方法。袁氏[3]认为，外感高热一旦表现为气分证候，即处于邪正抗争的极期，是病情转归的关键。此阶段高热以汗出不解、烦渴为特征，病机上热毒郁炽是其矛盾的主要方面。治疗上必须注意疏解里热、透发郁火，才能挫减邪势，如只苦寒清泻，难免寒遏，不利疏透邪热。

临床上，邪在肺胃之高热，多在白虎汤中增入麻黄、淡豆豉、连翘、薄荷、柴胡等；邪在肝胆、膀胱之高热，于清热利胆、通淋剂中重用青蒿、金银花、柴胡、马鞭草（味苦、辛，《千金方》用其治疟）等；邪在肠腑有下利之高热，清热化湿剂中必用柴胡、葛根、荆芥、防风等。于清法之中伍以辛味，疏散透发郁火，即"火郁发之"之法，临床上确可起到增强解热的协同作用。

按：气分证范围广泛，汗法只适用于一些初入气分，无汗或少汗，热邪有透散之势者。若气分病久，气阴两伤；或正气已亏，无力驱邪；或气分热邪与有形实邪相搏结，而成阳明腑实；或痰热壅阻，或热瘀互结，或湿热胶结，热邪毫无透散之势，则当忌用汗法。

（二）热入营分，妙用汗法

营分证之治，素有"入营犹可透热转气"（《温热论》）、"乍入营分犹可开达"（叶天士语）之说，但其语焉未详。笔者以为，"透热转气"和"开达"寓有"汗之"之意，因为对初入营分、正虚不甚者，在清法的基础上酌配汗法，有"透热"（透泄、开达、清解里热）、"转气"（减轻邪势、病势，使深重之疾向浅轻转变）之效。

1. 高热神昏[4]

夏某，男，7岁，1975年6月30日诊。发热多日，已服用多种退热药而热终不除。就诊时患儿高热达40℃，昏迷不省人事。切其脉，数而时止，抚其项背，略无汗意。

据此已知为热陷神昏，即所谓"邪入心包"之候，实由表邪失解所致。脉象数而时止即促脉，《伤寒论》有"脉促者，表未解也"，《素问·脉要精微论》提出的"数动一代者，病在阳之脉也"，正是此等情况。

予桑菊饮2剂。服1剂未见明显汗出，诊其脉虽数，已不歇止。患儿神识略清，觉微恶寒。

故于第2剂中加麻黄1g。服后微汗出，体温下降1℃，药后3小时许，体温骤升至40℃。

家人不知为正气来复之象，惊惶失措，急急送往省某医院欲住院治疗。途中患儿续自汗出，抵院后体温为38℃，神识爽朗，表解神清，病已好转，遂回家。就诊时患儿已不恶寒，唯舌苔干黑无津，大便3日未解。

此例为热病津伤，令其适当补液，中药改予犀角地黄汤加玄明粉凉血通便。2剂后畅解秽臭大便数次，黑苔已去，体温复常，改投甘寒养阴之剂调理善后。

按： 该案"邪在心包"、"热陷神昏"，营热较甚，但正虚不甚，胡老径以桑菊饮辛凉发散，后增入麻黄加强发散发汗之力，初得汗热势略降，后得汗热势大减，神识更转"爽朗"，颇能说明兼用汗法透邪外出的妙用。

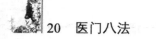

2. 火郁证[5]

刘某，男，34岁，2003年3月26日诊。发热（38℃～39.5℃）4天，当月21日因淋雨受寒，先有恶寒发热，后但热不寒，头痛身软，但头汗出。2天后，全身出现粟米样大小淡红色皮疹，密集成片，瘙痒不甚，心烦失眠，大便干结，小便短赤，纳少，咽痛，口渴不欲饮，舌干绛起刺，脉弦细而数。

实验室检查：WBC15.5×10^9/L，中性粒细胞84％，淋巴细胞16％；RBC4.25×10^{12}/L，HGB138g/L。西医诊断：猩红热？经服红霉素（青霉素过敏）、清火栀麦片、板蓝根冲剂等3天无效，转而要求服中药治疗。

证属：营热阴伤，疫毒未清。治法：凉营透疹，清热解毒。

处方：

蝉蜕5g	僵蚕10g	姜黄10g	金银花15g
连翘15g	大青叶30g	玄参10g	芦根30g
生大黄（后下）15g			

3剂，水煎服。

二诊：3剂后热减疹透，头痛已减，大便已通。现仍纳少眠差，乏力，舌质红少苔，脉弦细。

前方去银翘、生大黄改为酒大黄10g，大青叶减为15g，加郁金15g、天花粉30g，3剂。

三诊：热已平。继以养阴退邪，予竹叶石膏汤加减，并嘱其注意饮食调养。

临床治疗火郁证总以行气开郁、调畅气机、通达腠理而宣发郁火为正治之法。

按：该案系营热发疹，兼有阴伤。治宜清营透疹，兼以养阴。上方在清热解毒养阴剂中酌配蝉蜕、僵蚕、姜黄，以透泄营热，透发皮疹，取得了较好的效果。

参考文献

［1］李士懋，田淑霄.汗法临证发微.北京：人民卫生出版社，2011：40-41.

［2］胡国栋.关于温热病几个问题的看法.成都中医学院学报，1979，（3）：4.

［3］喜新.袁正刚治疗外感外感高热的经验.中国中医急症，1992，2（3）：117.

［4］胡静娟.胡天雄教授应用解表法的经验.南京中医学院学报，1996，16（1）：64.

［5］代平.火郁证治体会.江西中医药，2004，35（3）：45.

第三节　汗法治疗气滞在里

　　气滞在里即气郁结在里，故气滞在里亦有郁结之性，可兼配汗法以解之。

　　气滞在里分为两类：一类是肝气郁滞，用柴胡剂治疗，通常归入和法。但也有著名医家如曹颖甫将小柴胡汤归入解表剂，因生姜能发散解表，柴胡亦兼发散之性，可使气滞在里由表而解，他如逍遥散亦用柴胡、薄荷、生姜疏肝解郁，说明汗法似能疏肝理气，似可用治肝气郁滞。

　　另一类是胃肠气滞，则用厚朴剂，通常归入消法之行气。由于一些胃肠气滞病证如风泄、慢性泄泻即使无表证亦常酌配解表之品，甚至可突出汗法，所谓"风药止泻"以及颇具解表之性的升阳益胃汤、羌活胜湿汤、升阳除湿汤、人参败毒散常可用治无表证的慢性泄泻，说明汗法似能行胃肠之气，似可用治一些

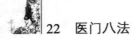

胃肠气滞病证。基于此,汗法当能行里气,可用治一些气滞在里病证。至于其例,颇为常见,可参阅随后所举"逆流挽舟"医案。

第四节　汗法治疗血瘀在里

血瘀在里即是血液或血气瘀滞于里,故血瘀在里亦有郁结之性,可兼配汗法以解之,兹举案例如下。

1. 寒客心脉[1]

盖某,男,47岁,2008年4月13日诊。阵胸痛,窒塞,憋气,状如心梗发作,甚为恐惧。或三五日一发,或十天半个月一发,已2年余。不发作时,活动正常,喜游泳。查心肺无异常。脉沉弦拘紧,舌淡暗。

证属:阳虚寒痹。法宜:温阳散寒。方宗:桂甘姜枣麻辛附汤。

处方:

| 麻黄9g | 桂枝12g | 细辛7g | 炮附子15g |
| 炙甘草9g | 干姜7g | 生姜10g | |

2剂,水煎服。加辅汗三法取汗。

二诊(2008年10月21日):上方服2次,全身汗透,胸觉豁然,数月来,未再发作。近日渐冷,又觉胸闷、短气不舒,脉弦减,舌略淡。

证属:胸阳不振。法宜:温振胸阳。方宗:桂枝去芍药加附子汤。

处方：

桂枝 12g　　　炙甘草 9g　　　大枣 6 枚　　　红参 12g

炮附子 15g

7 剂，水煎服。

患者曾反复检查无异常，诊为心脏神经症，屡治未效，经人介绍来诊。因脉痉舌淡暗，诊为阳虚寒痹。因喜游泳，凉水刺激后即不适。予温阳散寒发汗，汗透寒去紧除。脉弦减，心阳未复，予桂枝去芍药加附子汤，温振心阳。至今正常上班，未再发作。

按： 该案阳虚寒凝不甚，气血瘀滞明显，予辛温解表法、温里法并举（桂甘姜枣麻辛附汤），取效迅速、显著，汗法（辛温解表法）之行里气里血作用功不可没。

2. 肾绞痛

洪氏[2] 从 1984 年以来先后用麻黄附子细辛汤治疗肾绞痛 12 例，均获奇效。12 例均有尿路结石史，其中肾结石 9 例，输尿管上端结石 3 例。临床均见腰痛剧烈，牙关紧咬，四肢发冷，头上微汗或豆大汗珠，而躯体无汗，脉象沉弦。有数例伴畏寒或寒战，肾区明显叩痛，或痛不可触，呼号辗转。药用麻黄、细辛各 6g，附子 15g，武火急煎，不可久煎，去上沫，候温顿服，若无效，半小时再煎服。12 例均在服药半小时后痛减，1 小时内疼痛消失。本方对痛势越急、越重者，效果越快、越好。若肾绞痛已解除，或虽为结石而致腰痛，但不甚剧，四肢不冷者，本方无效。

按： 肾绞痛疼痛较剧，气血郁结，不通较甚。上方以辛温解表法、温里法并举，收效迅速、显著，说明汗法（辛温解表法）能行里气里血，解散气血郁结，血瘀在里亦可间接由表而解。

参考文献

[1] 李士懋，田淑霄．汗法临证发微．北京：人民卫生出版社，2011．

[2] 洪智林．麻黄附子细辛汤治疗肾绞痛 12 例．浙江中医杂志，1988，（6）：247．

第五节　汗法治疗水湿在里

水湿在里常见于阳黄、阴水、慢性泄泻等病证，汗法能排泄表里之水湿，遂可用治水湿在里病证（不含"痰、饮、食积在里"），兹举数则。

（一）阳黄之治，兼用汗法

1. 急性黄疸型肝炎

30 年前，笔者毕业实习时，曾在传染科实习 2 周，当时住院的急性黄疸型肝炎病人颇多，经常保持在三四十人以上，虽由西医行常规治疗，但每个病人均要加服中药，诊治如下：

由于患者的证情属热、属实，属阳黄范畴，遂按阳黄治之。发病时间短者，无论有无表证，均以麻黄连翘赤小豆汤加减：

处方：

麻黄 10g	连翘 12g	赤小豆 12g	葛根 12g
升麻 10g	柴胡 10g	茵陈 45g	栀子（捣）12g
板蓝根 30g	黄芩 12g	陈皮 12g	川木通 12g
车前子 12g	泽泻 12g	甘草 10g	

5剂，水煎服，日1剂。

药后多能得汗，多有明显效果，可见食欲好转，脘腹痞满、肝区胀痛减轻，黄疸减退，其后以茵陈蒿汤加味治之，均有显著效果。

按：急性黄疸型肝炎多属中医"阳黄"范畴。阳黄为何发生？若从患者自身感受及证候分析来说，历代医者可能未有如仲景精细者，《伤寒论》第238条云："阳明病，发热汗出者，此为热越，不能发黄也。但头汗出，身无汗，剂颈而还，小便不利，渴饮水浆者，此为瘀热在里，身必发黄。"故"瘀热"无汗在黄疸（阳黄）的发病中占有重要地位。因"瘀"与郁通用，故"瘀热"多指"郁热"，即郁于里的热邪或湿热。汗法对郁于里的实热或湿热（郁热）有透泄作用，故阳黄初起，即可酌配汗法。

2. 黄疸

《医宗金鉴》对麻黄连翘赤小豆汤的评注"共成治表实发黄之效也"，一语中的，道出了该方的主要作用。仲景立方之意，本在于"使黄从外散"。所以凡黄疸初起，症见目黄、全身皮肤发黄、发热无汗或恶寒身痛、肌肤发痒、脉浮等，最宜采用本方治疗。此外，凡经过多方治疗，退黄效果仍不明显者，均可采用本方治疗，往往能够收到意外的效果。

李氏[1]在长期的临床工作中，治疗过许多黄疸型肝炎患者，常常首选麻黄连翘赤小豆汤治疗，均收到良好的退黄效果。深深体会到本方"使黄从外散"的微妙作用。在临床观察中，其还发现以下两种情况。

（1）经茵陈蒿汤、栀子柏皮汤等方治疗，黄疸无明显减轻，改用麻黄连翘赤小豆治疗后，黄疸在短短几天内即消失，表现出明显的差异性。究其原因，主要是失于表散之故也。因为邪郁肌表，肺气失宣，里气不降，故非清利湿热所能奏效。此时应本着"先解表，后清里"、"外疏通，内畅遂"的道理，使用麻黄连翘赤小豆汤以疏其外而遂其内，则"瘀热以行，黄自退矣"。这便是中医的"提壶揭盖"法。

（2）在使用茵陈蒿汤治疗黄疸型肝炎的过程中，肝功能检验、黄疸指数和胆红素均已明显下降，而肉眼观察皮肤黄疸无明显变化。改用麻黄连翘赤小豆汤治疗后，黄疸消退较快。由此可见，郁于肌表之邪，还得通过表散得到解决。足见仲景立法用方之妙，同时也显示了中医的辨证施治有其深刻的道理和客观的效果。

李氏结合多年来治疗多例黄疸型肝炎患者的实践体会，对麻黄连翘赤小豆汤治疗黄疸总结出一条经验：治疗阳明发黄，无论有无表病症状，均宜先用麻黄连翘赤小豆汤治疗，"使黄从外散"，此为上策。然后根据需要，再使用茵陈蒿汤等清里泻热，收效迅速。

按： 上论条分缕析，对阳黄难退的原因以及麻黄连翘赤小豆汤退黄的机制、效果和实际应用，论述较详，尤从临床角度揭示了麻黄连翘赤小豆汤退黄的奥妙：表散郁邪，"使黄从外散"，说明汗法确能透泄郁邪以退黄，凡邪郁难解，阳黄难退者，可酌配汗法。

（二）阴水难消，兼用汗法

阴水为患，常表现为反复水肿、尿蛋白难消，汗法则能透泄里之水湿。

1. 慢性肾炎蛋白尿

李氏[1]在辨证的基础上加用三五味风药治疗慢性肾炎蛋白尿，取效较快，举验案一则：

患者，男，35岁，1997年4月3日诊。患者有慢性肾小球肾炎病史6年，长期服用泼尼松龙，持续蛋白尿不消。刻下：面黄，头面及双下肢水肿，乏力，纳差，时有便溏，动辄汗出，遇劳则水肿、蛋白尿加重，舌质淡，苔白腻，脉细弱。尿常规检查：蛋白（+++），透明管型（+），肾功能正常。

证属：脾虚失运，水湿内停。治宜：益气健脾渗湿。方宗：参苓白术散加减。

处方：

生黄芪 30g	党参 30g	芡实 30g	薏苡仁 30g
僵蚕 30g	白术 15g	白扁豆 15g	茯苓皮 15g
大腹皮 15g	荆芥 10g	防风 10g	羌独活（各）10g
桂枝 6g	升麻 6g	柴胡 6g	

4剂，水煎服。

服上药后，肿消大半，复查尿常规：蛋白（++），效不更方，上方加减共21剂，蛋白消失。上方又予5剂配成丸药嘱其常服，以期巩固。随访半年，未见复发。

按：该案系典型的阴水，脾气虚弱、水湿内停。上方具有补气健脾，透泄里湿，祛除水湿的作用，遂取得了较好的效果。

2. 慢性肾炎

颜老[3]治疗慢性肾炎的特点为：消蛋白，重气化，风药新用，常用疏风汤。

处方：

生紫菀 9g	浮萍 9g	蝉蜕 6g	荆芥 9g
防风 9g	芫荽子 9g	西河柳 9g	薄荷 4.5g
米仁根 30g			

日 1 剂，水煎服。

用于顽固性蛋白尿，近期疗效殊佳。颜老尝谓："水无风则平静而澄，遇风则波起浊泛，慢性肾炎蛋白尿缠绵不解，祸根往往为风邪作祟。"

按："疏风汤"以解表药为主组成，"用于顽固性蛋白尿，近期疗效殊佳"，说明汗法可兼治阴水，且有消除尿蛋白的作用，至于其理，笔者以为是"透泄里湿"，而颜老认为是祛除"风邪"，诸君自鉴。

3. 肾病综合征[4]

徐某，男，16 岁，1994 年 7 月 2 日诊。3 年前感冒发热，眼睑水肿，尿蛋白（++++），经静滴青霉素渐愈，但尿检蛋白仍（++）。赴省立医院诊为肾病综合征，予保肾素、肾炎四味片、雷公藤、泼尼松等治疗 2 个月，效果不显。后又求助于中医诊治，但清利湿热不应，健脾补肾无效，而且常因感冒或劳累诱发或加重。曾服鲤鱼汤、甲鱼汤，甚至冬虫夏草，均不见效。患者羸瘦，面目略水肿，纳呆食少，时感腹胀。舌体稍胖、苔腻，脉沉细弱。尿蛋白（+++），红细胞少许。

诊为湿热下注，营血瘀滞，予倒换散加味：

处方：

| 大黄 6g | 防风 6g | 蝉蜕 10g | 荆芥穗 10g |
| 小蓟 10g | 白茅根 30g | 鱼腥草 30g | |

日 1 剂，水煎服。

5剂后，自我感觉良好，尿蛋白（+），红细胞（-）。效不更方，继服20余剂，尿蛋白消失，遂嘱注意休息、清淡饮食，并予防风通圣丸巩固。半年后随访，未见复发。

按：该案亦属阴水，存在湿热为祟，水湿内停。上方以防风、蝉蜕、荆芥透泄湿热、水湿；以大黄、鱼腥草清解湿热；以小蓟、白茅根祛水湿，分解湿热。诸药合用，有较强的透泄、清解、分解湿热、祛除水湿作用，遂取得了较好的效果。

在辨证施治阴水的基础上，重用桂枝、生姜、制附子、生大黄，多能提高疗效，桂枝、生姜可用至24～30g，制附子60～100g，生大黄15～30g。

（三）泄泻痢疾，"逆流挽舟"

治疗泄泻痢疾时，若主以汗法，即是"逆流挽舟"法，败毒散（亦称人参败毒散）为其代表方。

1.赵氏"逆流挽舟"法

赵老[5]临证50余年，对治疗痢疾积累了一定经验，体会如下：

新感痢疾，多因六淫邪气外束，气机失调，湿热交阻，积滞蕴蒸，故腹痛较重。此时，若治以苦泄导滞法，须七至八日方愈，如用"逆流挽舟"法，先解其外，速令营卫通调，三焦畅利，热自平息，而无化脓血之虞，则可缩短病程。一般以芳香疏表、清利暑湿为治。

采用逆流挽舟法常用葛根、苏叶、藿香、黄连、黄芩、清半夏、焦三仙各10g，香薷6g。若腹痛难忍，舌反滑润，脉象沉缓或沉紧，此属寒湿阻遏气机，方中加炮姜、官桂各3g，艾叶6g，以温通缓痛。若恶寒较重，脉象浮紧，加麻黄 2g，桂枝 3g。若恶心呕吐较重，加生姜、竹茹各 6g，法半夏 12g。若舌苔厚且腻，脉弦滑数，加莱菔子 10g，草豆蔻 3g。

2. 喻氏"逆流挽舟"法

石氏[6] 根据临床体会，结合（喻嘉言）原文"邪入于阴"、"热而不休"，以及原书选方中引录仓廪散治疗噤口痢（仓廪散即人参败毒散加陈仓米），综合分析，认为逆流挽舟法的适应证应为：凡痢疾病人见发热无汗或呕吐不能食而成噤口痢，不论初起与否，均可选用。

用喻氏逆流挽舟法治疗了 19 例痢疾病人，均获痊愈。

验案：

周某，男，27 岁，1981 年 10 月 22 日诊。患者有慢性痢疾病史 2 年余，经常反复发作，既往粪便培养福氏痢疾杆菌阳性。此次因下痢赤白，里急后重发作 2 天而入院。下痢赤白以白冻为多，每日 7～10 次，伴腹痛时作，胃纳差，口干苦，倦怠乏力，形寒怯冷，舌苔薄白，脉弦滑。粪便常规：红细胞 5.8 个 /HP，白细胞 20～30 个 /HP，吞噬细胞 0～2 个 /HP。诊为休息痢。

证属：久痢脾阳受损，湿热蕴结不解。治宜：健脾温中，清热化湿，佐以行气和营。方宜：连理汤加减。

处方：

黄连 5g	党参 10g	白术 10g	当归 10g
木香 10g	白芍 12g	干姜 6g	甘草 6g

日 1 剂，水煎服。

服 3 剂后，诸症未减，又现发热无汗。

此乃久痢逆证，改用喻氏"逆流挽舟"法治疗。

处方：

党参 15g	云苓 12g	羌活 10g	前胡 10g
柴胡 10g	桔梗 10g	枳壳 10g	川芎 6g
独活 6g	甘草 6g		

服 2 剂后，即汗出热退身凉，下痢次数减少。再续服 5 剂，大便已成形，日 1 次，饮食精神可。查粪便常规正常，大便培养无致病菌生长。

随访至今未复发。

按：该案是慢性痢疾急性发作，并无明显风寒、风热表证，初用连理汤加味，"诸症未减"，后改用喻氏"逆流挽舟"法治疗，取得了较好的近期及远期疗效，说明以"逆流挽舟"法治痢，无需表证，甚至连慢性痢疾亦可酌情用之。

"逆流挽舟"法主要适用于：①兼有表证的痢疾；②不兼表证但热毒、积滞、正虚不甚，病情不重的痢疾。若热毒、积滞或正虚较甚，或病情严重，则当忌用"逆流挽舟"法。《医门法律·痢疾门》亦指出："又有骤受暑湿之毒，水谷倾囊而出，一昼夜七八十行，大渴引水自救，百杯不止，此则肠胃为热毒所攻，顷刻腐烂。比之误食巴豆、铅粉，其烈十倍，更用逆流挽舟之法，迂矣！远矣！"

痢疾多由痢疾杆菌引起，受此影响，医者多认为治疗痢疾，清热解毒之品不可或缺。其实，人身正气亦能抗菌愈病。例如，多年前，笔者家乡痢疾流行，患者众。笔者舅舅亦患痢疾，年四十，身强力壮。虽迭服西药，天天输液，亦经六七日方愈。一陈姓同学亦患痢疾，虽痢下频频，一药未服，更未输液，六七日亦愈。后得知，如陈姓同学，一药未服而痢疾亦愈者尚有不少，说明痢疾之愈并非全在于药，与患者的身体素质关系很大。若病情不甚严重，患者身体素质好，不药亦能愈。显然，若能调护或激发正气，不用或少用清热解毒之品，亦能治痢，故未用或少用治痢常药的"逆流挽舟"法治愈痢疾是完全可能的。裘沛然老亦尝言："我还亲见程门雪老治高热下痢，擅用荆防败毒饮，往往两三天内表解热退而痢疾并愈，过去囿于细菌、原虫说而反对喻嘉言的逆流挽舟法，而今乃知《寓意草》中尽多可贵之处。"

3. 风药止泻

考泄泻之发病，在外多与风、寒、暑、湿有关，在内多与肝脾失调有关。风药有祛风、胜湿、散寒、疏肝、升清、开郁泄热及化暑等多种功用。沈氏[7]临床宗前人之说，结合自己的临证体验，常用风药治疗多种泄泻，收效满意。代表方为名医秦伯未教授推荐的升阳益胃汤，他如羌活胜湿汤、升阳除湿汤等也为有效良方。

验案：

乐某，男，45岁，1996年4月16日诊。主诉腹泻半年有余。起因于半年前饮酒受凉后，吐泻交作，经治疗后，吐止而腹泻时作时止，迁延至今未已。诊见：大便稀溏，日行3～4次，无明显腹痛腹胀感，唯整日脘腹雷鸣不止，每于受凉、饮酒及饮食不节时加重，形体消瘦，面色黄白少华，舌苔薄白，脉沉小稍弦。乙状结肠镜检为慢性结肠炎。先后就诊于多家医院，服用过多种中西药物，效均不著。

证属：脾气虚弱，清气不升。方宗：升阳益胃汤加减。

处方：

白芷 10g   苍术 10g   白术 10g   羌活 10g

独活 10g　　防风 10g　　陈皮 10g　　柴胡 10g

白芍 12g　　泽泻 12g　　党参 12g　　黄芪 15g

茯苓 15g　　川连 4.5g　　甘草 4.5g

日 1 剂，水煎服。

5 剂后，腹泻减为每日 1～2 次，腹鸣大减。上方去白芷，加薏苡仁 15g，续进 10 剂后大便成形，每日 1 次，面色转荣。再嘱服补脾益肠丸，以期巩固。随访 1 年，一切正常。

按： 兼有表证的泄泻，汗法通过祛除表邪以治之；未兼表证而有湿邪为崇者，汗法通过透泄里湿以治之。

自金元医家李东垣始，历代医家多认为，风药能燥湿、胜湿、升清，遂可用治泄泻。所谓风药，系指质地轻清，性味辛散，能祛除外风的药物。用治泄泻的药物主要有：荆芥、防风、苏叶、白芷、羌活、藁本、桑叶、菊花、柴胡、升麻、独活、薄荷、淡豆豉、麻黄、牛蒡子、蝉蜕、葛根、僵蚕、秦艽等，解表药占了绝大部分，故风药治泻，即是汗法治泻。

【附：汗法注意事项】

凡阳气虚、阴津血虚者，原则上禁用汗法。如：吐泻交作、出血病证以及麻疹已透、疮疡已溃者，均禁用汗法。《中医治法学》指出："下利清谷、小便失禁、身重、心悸、失血、淋家、疮家以及临证见有脉象微、弱、弦、沉及尺迟、无力者，均忌发汗。对于老年、小儿、孕妇及体质素弱患者用发汗药物时亦应审慎。"可资遵守。

参考文献

[1] 李汝良.仲景黄疸学说刍议——谈麻黄连翘赤小豆汤治黄疸.光明中医，

1996,（6）：1.

［2］储生康.运用风药治疗慢性肾炎蛋白尿的体会.深圳中西医结合杂志,
    1999,9（2）：40.

［3］吕立言.颜德馨治疗慢性肾炎过六关的经验.辽宁中医杂志,1994,21
    （9）：385.

［4］朱树宽.巧施风药治伏邪.浙江中医杂志,1997,（12）：565.

［5］赵绍琴.治痢三要则.浙江中医杂志,1988,（6）：241.

［6］石坚.喻氏"逆流挽舟"治痢法初探.四川中医,1987,（9）：7.

［7］沈开金.风药止泻杂议.浙江中医杂志,2000,（9）：409.

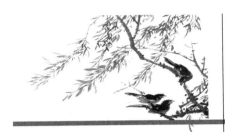

第二章 吐法

吐法向上、向外，善涌实邪，属泻法范畴，用于实证。

由于吐法善作用于气，为一过性治法。故吐法所针对的实证，或为较甚的有形实证，或为较甚的气滞证。因此，吐法特别适合气滞、血瘀、痰饮食积在里，而不适合单纯的实寒、实热、水湿在里。本章讨论的吐法为无表证，只有里证。

吐法包括药物涌吐、探吐法和取嚏法三类。

药物涌吐：主要应用涌吐剂，有时亦可应用非涌吐剂，但需配以探吐法。

探吐法：用洁净或消过毒的工具（如棉签、羽毛、手指），刺激咽喉引起呕吐的方法，多能迅速致吐。

取嚏法：将芳香辛窜之药味吹入患者鼻腔，或用洁净之纸条、草茎刺激鼻腔黏膜，引起喷嚏。取嚏法向上、向外，亦能起到吐法的一些作用，遂属吐法范畴。

通常所说吐法，多指药物涌吐和探吐法，但也不要忘记，取嚏法亦属吐法的范畴，所谓"如引涎、漉涎、嚏气、追泪，凡上行者皆吐法也"（《儒门事亲·汗下吐三法赅尽病诠》），即寓此意。

第一节　吐法治疗气滞在里

（一）取嚏法

1. 搐鼻取嚏，宣通肺气以治鼻鼽

取嚏法善涌上、中焦之气，亦能逆运脾胃。笔者患过敏性鼻炎（鼻鼽）多年，遂着意研究该疾。考虑到该疾存在较甚的肺气失宣，而取嚏法能宣通肺气，遂在发作时，先用取嚏法取嚏以宣通肺气。

取嚏时，用洁净卫生纸搓成两根细纸条（纸条不要太软，要有一定硬度），同时插入鼻孔，来回搐动，纸条尖要贴着鼻内上

壁，这样有较强的刺激感，易引发喷嚏。若纸条尖变软则掐掉尖部，继续搐鼻取嚏；若纸条尖变粗，则另取洁净卫生纸重新搓制细纸条。此法颇能引起喷嚏，但喷嚏不是愈频愈好，过频会引起胸痛，以能耐受为度。若连搐三四十次仍未引发喷嚏，即可停止，待下次发作时再用洁净纸条搐鼻取嚏。

取嚏后，继服相应方药，如麻黄附子细辛汤加味，或桂枝汤加黄芪、制附子等。如此运用，远远优于单纯使用相应方药，堪称治疗鼻鼽之良法。一般经三五次治疗后，鼻黏膜的敏感性大为降低，对粉尘、异味气体等过敏原的耐受性也会增强，过敏性鼻炎（鼻鼽）的发作次数也会明显减少，甚至不易发作。

按：肺气壅滞病证病趋表里，或存在肺气失宣，或存在肺气壅滞，或兼而有之。吐法颇具宣通作用，能作用于肺，遂有宣通肺气的作用。

2. 因势利导，逆运脾胃以治呃逆

呃逆多为胃脾失运、胃气上逆所致，取嚏法可通过逆运脾胃以止呃。应当指出的是，呃逆时胃气频频上冲，脾胃逆运之象较著，对其用取嚏法，能因势利导，迅速逆运脾胃，故取嚏法之止呃见效颇速。

刘氏[1]曾报告单用皂荚取嚏法治疗呃逆，介绍如下：

治疗方法：用干燥皂荚10g，放在药臼中，嘱患者自己动手将其反复捶捣。在此过程中，病人鼻孔对准药臼，使因用力捣臼而飞扬起来的皂荚粉末及其辛窜之气吸入鼻腔内，即可引起连续性喷嚏，呃逆也就会随之立刻停止。用少许新研细的皂荚粉末直接吸入鼻腔内，亦可收到同样的效果。

治疗结果：73例经用皂荚粉末鼻腔吸入法后，其中72例均

能取嚏而呃逆随之得到控制。但少数顽固性病例，呃逆停止后于数小时或 1～2 日又有复发，用原方治疗仍有效。据统计，经 1 次治愈者 57 例，2 次治愈者 11 例，3 次以上治愈者 4 例；另 1 例用皂荚粉末鼻内吸入法反复试用 3 次，均不能引起喷嚏，呃逆亦未能控制，故列为无效。本组共 73 例中，治愈 71 例，占 97.3%；有效 72 例，占 98.6%；无效 1 例，占 1.4%。

按：皂荚辛散走窜之性极强，其粉末吸入鼻腔后，多会喷嚏连连。从而因势利导，脾胃得运，呃逆也就会随之而止。

以吐法治疗呃逆，多用取嚏法，几乎不用药物涌吐和探吐法。取嚏法主要适用于初起、较轻，未伴严重疾病的呃逆，若伴有严重疾病，或不能耐受取嚏法，则当忌用取嚏法。

3. 其他应用

（1）气厥案

刘氏[2] 曾接诊一位 35 岁女性患者，因与邻居口角，突然昏倒，不省人事被急送来院。诊见：神志不清，口噤握拳，面色白，手足冷，呼吸气粗，脉沉弦。心律齐，无杂音，心率 78 次/分，血压 15/9kPa。询问亲属无特殊病史可供。

根据患者口角后起病，辨证为郁怒伤肝，气逆清窍；乃气厥之实证。当务之急是使患者神志转清，急用火柴棒一根送入鼻腔，刺激鼻黏膜以观其效。片刻后，患者打出喷嚏，神志随之而清。

按：该案系实证气厥，存在肝气失疏，气机郁滞。以火柴棒搐鼻取嚏，能疏利肝气，调畅气机，气机一畅，神志乃清。

（2）干霍乱

对于干霍乱，除可用药物涌吐和探吐法外，亦可予取嚏法。

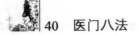

如《实用中医内科学·霍乱》指出："取嚏开窍多用于干霍乱,可使症状减轻。"《温病学·霍乱》提出,搐鼻取嚏:任选皂角末、通关散、行军散、红灵丹少许吹鼻取嚏,亦可用生大蒜瓣1~2瓣,捣汁滴鼻取嚏,嚏出则气机得以宣畅。

(二)药物涌吐、探吐法

吐法能治疗各类气滞,包括肝气郁滞、脾胃气滞。

1.郁证

李某,女,41岁。自诉患"抑郁症"10年,胸中堵闷,不能深呼吸,气短促,每说一句话均需停顿吸气后方能说下句。自称"自我控制力强",虽病多年,却很少服药,为求解除胸闷气短之苦求诊。

王氏[3]用甜瓜蒂5g予以治疗。上药捣为末,以水煎取药汁2g,每服约0.5g药量,半小时后不吐则渐加药量,备冷粥待用。予服甜瓜蒂煎剂0.5g后半小时许,吐出如鸡子黄大小的半透明白色球状黏浊物,而后吐清水七八次,吐后感觉胸中畅快,但胃脘部有烧灼感,腹部发热,后背发凉。欲俯卧地板,背覆衣物。吐后患者立感心胸开阔,呼吸自如,唯胃脘烧灼感较甚。

予滋养胃阴之剂调理,方用益胃汤加味。

处方:

玉竹10g	生地黄10g	麦冬10g	沙参10g
砂仁6g	荷梗10g	生甘草4g	冰糖5g

1剂,水煎服,分4次服。

服后胃脘部烧灼感平复,再予和胃健脾之剂善后。

患者所现呼吸困难、言语不能连续的症状,与瓜蒂散证中

"气上冲咽喉不得息"一致，属上焦实邪阻滞。治当因势利导，以催吐法引邪从上涌泄而出。仍用瓜蒂一味，胃脘部烧灼感较甚，故用益胃汤轻润治之。

按： 该案属郁证范畴，存在肝气郁结、气机郁滞。以瓜蒂涌吐，有较强的疏利肝气、调畅气机作用。

2. 胆胀[4]

何某，男，34岁，1973年4月诊。发热12天，经检查为胆道感染，中西药皆无效。诊见：胸脘闷痛，恶心纳差，口苦便溏，舌苔淡黄而腻，脉濡滑有力，右脘痛，体温38.6℃，血白细胞 $11.2 \times 10^9/L$，中性0.8，淋巴0.2。超声波探查示胆囊收缩功能差，血培养及肥达反应均为阴性。素嗜酒及肥腻荤食，病发前赴宴饮，继则因事恼怒，当夜即感脘腹痛。

综合脉症，辨为肝气失疏，湿热内蕴，积滞内停，胆胃失和，病虽经旬，而邪势犹偏中上，乃先予吐法。方用白矾、枳实各15g，煎汤顿服，药后约2分钟，即漾漾欲吐，随即探吐，吐药汁及大量痰涎酸苦胆汁，顿觉胸脘豁然，疼痛遂除。3小时后体温37.1℃，苔薄脉濡，更予黄连汤2剂而愈。

按： 该案属胆胀范畴，存在肝胆失疏，湿热为祟，予吐法而效果明显，足证吐法能疏肝利胆，祛中焦（肝胆）病邪。

3. 干霍乱

孙氏[5]有50余年临床经验，平生治干霍乱很多，主张仓促之间可用手指探喉，温饮盐汤，催吐可以不择方法，并用自制救急丹（火硝、雄黄）点眼角，止痛宽胀，效果很好。待症状缓和，服青皮、陈皮、枳实、桃仁、红花、连翘、黄芩，便秘加大

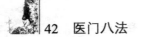

黄，稳定疗效。推测催吐反射性调整胃肠道运动，急救丹点眼角，刺激大脑中枢，抑制病理兴奋灶，继服理气活血、辟秽解毒药物，对胃肠道运动有直接调整作用。

按：干霍乱指突然腹中绞痛，欲吐不得吐、欲泻不得泻的疾患，是霍乱中的严重证候。该病邪阻中焦，上下不通，存在严重的气机窒塞。得吐则上通，且能调畅上、中焦气机，祛中焦病邪。

参考文献

[1] 刘玺珍. 单味皂荚治疗呃逆73例报告. 中药材, 1994, 17（6）: 49.

[2] 刘晨. 巧用取嚏法. 中医杂志, 1991,（7）: 59.

[3] 王长宇. 王洪图运用吐法病案二则. 中国医药学报, 2003, 18（5）: 100.

[4] 李浩然. 吐法小议. 浙江中医杂志, 1985,（11-12）: 546.

[5] 孙孝洪. 中医治疗学原理. 成都: 四川科学技术出版社, 1990.

第二节　吐法治疗血瘀在里

吐法能逆运脾胃，宣通肺气，疏肝利胆，有较强的调畅上、中焦气机作用，而气以行血，血赖气行，吐法遂有行气行血作用，遂可用治血瘀在里病证。

验案：[1]

刘某，男，34岁，2001年4月27日诊。患者于2天前胸部受猛击后胸痛，次日晨出现重度呼吸困难。诊见：患者痛苦病容，胸痛不可按，呼吸困难，舌质正常，脉沉涩。

诊为肺外伤积瘀，试治以活血行瘀之品，用瓜蒂桃仁红花汤

（瓜蒂 9g，桃仁 30g，红花 30g）浓煎顿服．服后大吐，并咳出黑色瘀块，诸症减，呼吸通畅。隔 2 日后又服 1 剂而病愈。

按：该案因"胸部受猛击"，血瘀于肺，气血不通。予吐剂，"服后大吐，并咳出黑色瘀块，诸症减，呼吸通畅"，其效速而著，说明吐法能行气行血祛瘀，遂可用治"血瘀在里（肺）"。

参考文献

［1］田林君．吐法治疗血瘀胸痛 1 例．中国民间疗法，2003，11（2）：14.

第三节 吐法治疗痰、饮、食积在里

吐法能涌吐一些具体的，壅遏于上、中焦的病邪，如痰、饮、宿食、毒物等，遂可用治痰、饮、食积在里（不含水湿在里）。

1.哮喘

陈氏[1]临证对体壮邪实的年长儿，喉间痰声漉漉，难自行咳出的，每用瓜蒂散喷鼻喉，引嚏涌吐，使鼻涕痰涎大量引出，或用西瓜霜喷雾剂，或直接用压舌板压舌根引吐。既吐之后，宜调理胃气，熬糜粥自养，务使既逆之气，渐渐得以平顺。

验案：

力某，男，10 岁，1997 年 5 月 20 日诊。哮喘史 5 年，因暴食冰冻西瓜，贪凉受寒而喘作。诊见：恶寒发热，体温 38℃，咳嗽气急，痰黄稠难咳，咽痛，口干喜饮，大便干，舌质红，苔薄白，脉滑数，双肺可闻及痰鸣音并哮鸣音，腹部胀气无压痛。

证系外寒肺热，夹痰食积滞。治宜清热泻肺，祛痰消食。予五虎汤合葶苈散，2剂后，寒热尽撤，痰喘未减，遂用西瓜霜喷雾剂，每日3次喷鼻喉，引发喷嚏，呕吐大量黄色黏稠之痰，随之气渐顺，喘渐平。

按：哮喘为患，多存在肺气壅滞失宣，多有痰涎为祟，而吐法既能宣通肺气，又能涌吐痰涎，遂可用治哮喘。

2. 小儿哮喘

王老[2]尝谓，欲平哮喘，必除其痰，欲除其痰，必顺其气，倘不急泻其肺，则气无由平；不除其痰，则满无以泄。考泻肺之品莫如葶苈，次则桑白皮，桑白皮功能泻肺火、下气行水消痰，二者同用则泻肺之力愈强。祛痰除习用二陈外，王老尤善用皂角。尤在泾谓："皂角味辛入肺，除痰之力最猛。"盖皂角能开闭塞，除污垢，患儿服有皂角之汤剂后，每多呕吐痰涎。若兼有腹胀便实者，加用川军以祛痰导滞。皂角上涌痰涎可廓清肺野，川军下泄痰滞以清洁肠腑，从而痰浊得以上下分消，致病因素迅除，哮喘可立平。

王老曾治一徐姓男孩，3岁，时值深秋，午后突发喘息痰鸣，声如拽锯而达于户外，腹胀，舌红苔薄腻，脉滑数。

方用炙麻黄2g，葶苈子、杏仁、桑皮各10g，川军（后下）6g，皂角（去皮弦）1寸。煎服1剂，呕吐痰涎较多，并解黏稠便1次，哮喘遂平。

按：皂角属涌吐药，多能引起呕吐，起到宣通肺气、涌吐痰涎的作用。以吐法治疗哮喘，笔者经验有四：①酌用涌吐剂，如救急稀涎散、三圣散、瓜蒂散等；②在相应方剂中酌加涌吐药，如瓜蒂、皂角等；③直接使用探吐法；④以西瓜霜喷雾剂喷鼻喉，或以双料喉风散喷喉，该法最为简便，多能诱发喷嚏、呕吐，效果亦好。因此，"吐法有特殊的疗效，目前仍不可废除"。（引周超凡先生语）

3. 癫痫

目前吐法虽应用不多，但在一些疑难病证的治疗中仍有一定的作用。

周氏[3]曾治一癫痫病人，经多家大医院诊治，癫痫未能得到很好控制，每月仍发作十数次。根据脉症，并征得患者同意，试用了淡盐水引吐法。服药后先漾漾欲吐，后吐出一些黏痰，患者顿觉心情舒畅。此后，癫痫发作的次数明显减少，每月仅发作3～4次，发作的程度也有所减轻。之后采用中医辨证施治，终于控制发作。1年后随访，未见复发。

近几年，吐法还用于治疗阵发性心动过速、急性胰腺炎等。上海曙光医院亦曾报道用压舌板压舌根引吐治疗胰腺炎，经催吐后，多数病人症状改善，血、尿淀粉酶也渐趋正常。这些疗效是客观存在的，不容忽视的。

按：该案系难治性癫痫。而癫痫为患，多有痰浊为祟，需祛除之，可酌情考虑吐法。

4. 急喉风

患者[4]，男，年七十余。突然咽喉肿痛，恶寒发热，继则汤水不入，痰声雷鸣，呼吸困难，神识昏愦，危在顷刻。本想气管切开，因年老病危，不能施术，因此要求中医治疗。

根据病情，为外风内火引起痰涎上壅，故痰声雷鸣、呼吸困难等危症出现。本着急则治其标的原则，以先导痰为首务，继

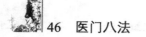

则服药及吹药。导痰用桐油探吐之：桐油三四匙，加少量热水搅匀，用硬鸡翎蘸油探咽喉吐之。当即吐出痰涎数碗，立苏。内服清咽利膈汤，外吹冰硼散加牛黄、麝香各少许。

按：急喉风病在咽喉，多因痰浊热毒为祟，常见吞咽疼痛，汤水难咽，呼吸困难，语音难出，咽喉极不通利。故急喉风之治，急需祛除痰浊热毒，通利咽喉。桐油能杀虫解毒，吐风痰。"用硬鸡翎蘸（桐）油探咽喉吐之"，能就近涌吐痰浊热毒，通利咽喉。

5. 梅核气

于某，女，28岁。素有神经衰弱史，因与邻居发生纠纷后，心烦少眠，噩梦纷纭，胸闷不舒，烦躁易怒，善太息，咽中如物梗塞，咳之不出，吞之不下，饮食减少。西医诊为神经症，但投药无效。诊见：表情淡漠，郁郁寡欢，舌边尖红，舌苔白腻，脉弦滑。

证属肝气不舒，痰气郁结。予瓜蒂散3g涌吐之。服药后吐顽痰约300mL，夜间大便排出500mL左右。自觉咽中异物顿觉消失，胸闷大减。继用半夏厚朴汤加菖蒲、柴胡、白芍，4剂而愈。

按：梅核气为患，痰气交阻于咽喉，咽喉有异物感，咽之不下，咳之不出，虽无实质性梗阻，但总属咽喉不通利病证。吐法能涌吐咽喉的痰气，有较强的通利咽喉作用，故可酌用。

6. 肺痈

宋《圣济总录》治肺痈以吐法。其作用有二：一为吐能宣开肺气，以利痰之排出；一为藉呕吐运动之力，迫使痰之窠穴破裂从而根除之。故治肺痈脓成，痰出不畅者用吐法甚善。其功效较金荞麦为强而迅捷。盖金荞麦惟令咳而使脓痰破裂，力小而缓。

钱某[6]，男，32岁，1980年3月诊。寒热咳嗽，X线检查诊为右中下肺炎，用抗生素及中药1旬，病势仍缠绵不已，胸闷，咳嗽痰稠而不多，纳减神乏，舌苔黄腻，脉滑数。体温39℃，X线胸片检查为右下肺包裹性肺脓疡，白细胞 18.4×10^9/L，中性0.86，淋巴0.14。

初用苇茎汤加合欢皮、柴胡、黄芩、瓜蒌皮、黛蛤散，服2剂，病势未减。因其病灶系包裹性脓腔，乃仿《圣济总录》"肺痈，酒疸可吐"之法。

用臭荞菜卤1小碗炖热，一次服下，并以手指探吐，初呕为食物痰涎，再探则吐出大量腥臭脓痰（约300mL）。吐后进米饮1小碗，自觉胸宽而安睡。次日咳大减，身热未起，胸透示右下肺显浓密模糊阴影，未见液平面，白细胞 11.2×10^9/L，再予吐法，复呕出脓痰少许，乃用苇茎汤加太子参，调治5日而愈。

按： 该案（包裹性肺脓疡）属中医肺痈成痈期、溃脓期范畴，有痰涎、脓痰为祟，可酌用吐法以涌吐痰脓或脓血。

7. 胃中停饮[7]

赵某，男，28岁，1986年6月10日诊。患者因腹腔淋巴结核于1986年5月2日入院。患者6日前开始上腹胀满不适，恶心欲吐，今晨明显加重。X线探查：右上腹有一液平面，肠腔内充气。

据此诊为胃中停饮。即予以胃管行胃肠减压，但几次均未插入，后采用棉签探喉，须臾，吐出胃内容物约1500mL，胀痛若失。嘱禁食，并配合输液以善其后。观察1个月未复发。

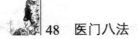

按：痰饮（狭义）指饮邪留于胃肠，但有留于胃或留于肠之分，此处指前者。此类"痰饮"系因胃内饮邪为祟，吐法能涌吐胃内饮邪。

8. 未用吐法的吐法

此为笔者亲眼见证的案例：患儿，男，6岁。全天零食不断，进食较多，饭量又未减少，至晚上7时许，感胃脘胀满，进行性加重，家长遂带来就诊。患儿双手护住胃部，坐立不安，莫可名状，较为痛苦。诉胃脘胀满难受，时时嗳气，欲吐又吐不出。查：腹膨满，轻触中上腹部，患儿更难受。突然，患儿欲吐，随即吐出较多酸臭食物。吐毕，诸症顿失，不药而去。

笔者在急诊科值夜班时，此类病例曾遇数例，皆是在检查过程中患儿出现呕吐，吐毕，诸症顿失，不药而去。一日内进食过多食物，超过了脾胃的运化能力，乃成"宿食停积胃脘证"，通过呕吐，宿食除，脾胃运，诸症自解，这是未用吐法的吐法。

遇此类患儿，若无吐法禁忌证，可用消毒棉签触探喉部使吐。

按：中医治疗疾病，推崇因势利导，就近逐邪。宿食停积胃脘所出现的胃脘胀满、嗳腐食臭、厌食欲呕诸症，既是脾胃失运、逆运之表现，又是机体保护性反应，企图通过脾胃逆运，排除宿食。对其用吐法，既能顺势涌吐胃脘宿食，又能顺势逆运脾胃，颇符合因势利导，就近逐邪之旨。

9. 农药中毒[7]

蓝某，男，60岁，1985年11月21日诊。病者因家庭纠纷，1小时前服农药敌杀死约30mL，被家人发现，急送来院。诊见：

上腹不适，口麻，嗳气恶心，欲吐但吐不出来。据此诊为敌杀死中毒。遂用棉签探喉引吐，连用3次，吐出大量胃内容物，后送入病房，经输液及对症治疗，于11月26日痊愈出院。

按：该案是非腐蚀性毒物中毒，属毒物初入。用棉签探喉引吐，能迅速涌吐胃内毒物。若食入的毒物为腐蚀性毒物，或有吐法禁忌证，则当禁用吐法。得吐后并不表示患者已脱离危险，仍应急送医院，行洗胃等综合治疗。

吐法与洗胃法的比较。自现代医学洗胃法出现之后，催吐法受到强烈冲击，使用日趋减少，濒临废止。其实，催吐法与洗胃法相较虽有诸多不足，但亦有洗胃法不可替代的长处：①从发现食入毒物到送医院洗胃，常需长短不等的时间，多不能在第一时间进行洗胃，而催吐法非常简便，甚至可不用药物，不用水，只需探喉引吐即可，一些非医务人员亦可使用，故催吐法多可在第一时间使用。②对固体状毒物，催吐法比洗胃法简便、可靠；对非腐蚀性毒物，催吐法亦很简便、可靠。但对腐蚀性强的毒物，因其会损伤胃壁，催吐又使胃肌强力收缩，毒物有穿孔之虞，催吐法就不如洗胃安全，应禁用催吐法，只能用洗胃法。

【附：吐法的注意事项】

1. 应用禁忌

（1）吐法一般适用于气壮邪实之证，虚证慎用吐法。对体质虚弱，或老人、小儿、妇女胎前产后，以及素患失血、头晕、心悸、劳嗽喘咳之证，均禁用吐法。吐法极易伤正，向有"吐下之余，定无完气"之说。若病情需要用吐法，可用缓吐法，药量与

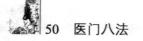

涌吐次数应严格掌握，以病者能耐受，不过伤正气为度。

（2）现代医学将神志昏迷，惊厥，抽搐，食管静脉曲张，主动脉瘤，支气管扩张，肺结核咯血，胃、十二指肠出血，产妇或孕妇，心衰，高血压以及腐蚀性毒物中毒列为催吐禁忌证，可资遵守。

（3）凡结石、肿瘤以及前列腺肿大等器质性疾病所致的癃闭，亦禁用吐法。

2. 宜循序渐进

在用吐药前要做好患者的思想工作，取得合作。吐剂宜先小服，未效渐加，以小量渐增为宜，不吐者需配以探吐法。

吐剂作用峻猛，先小服，未效渐加，才能避免中毒或涌吐太过。服药后应多饮热开水，以助药力。配用探吐法，既可减少吐剂用量，又可迅速达到致吐目的，涌吐的次数与程度亦多可掌握。

3. 中病即止，不必尽剂

吐法副作用较大，过则伤人。故用吐法应中病即止，不必尽剂，不可连服、久服。

4. 须知解吐之法

对吐后不能自止的，应当采取措施及时解救。《方剂学》指出："若呕吐不止，可服用姜汁少许，或服冷粥、冷开水等以止之；倘吐仍不止，则须根据所服吐药之不同而进行解救。如服瓜蒂散而吐不止者，可服麝香 30 ~ 60mg，或丁香末 0.3 ~ 0.5g 解之；服三圣散而吐不止者，可以甘草、贯众煎汤解之。"《古今中医治法精要》云:"催吐之后,呕吐不止者,可用以下止吐方法:凡草本类药物致吐者,可用麝香0.03~0.06g,煎汤解之;凡用矿物类致吐者,可用甘草贯众汤;藜芦致吐者,可用葱白汤。"可资应用。

5. 吐后应调护脾胃

吐后因脾胃逆运,气阴涌出,脾胃多虚,故吐后当休息,不宜马上进食,俟胃肠功能恢复后再进食流质或易消化食物,以养胃气。切勿过饱及骤进油腻或不易消化的食物,以免重伤胃气,发生变证。

参考文献

[1] 陈辉清. 小儿哮喘汗吐下论治举要. 福建中医药, 1998, 29(4): 30.

[2] 钱松本. 王玉玲治疗小儿哮喘用药经验琐谈. 四川中医, 1994, (8): 6.

[3] 周超凡. 吐法的临床运用与体会. 中医杂志, 1990, (2): 5.

[4] 李洪全. "急喉风"的临床辨证治疗, 辽宁中医, 1978, (1): 19.

[5] 高德. 伤寒论方医案选编. 长沙: 湖南科技出版社, 1981.

[6] 李浩然. 吐法小议. 浙江中医杂志, 1985, (11-12): 546.

[7] 杨德明. 探吐法应用举隅. 湖南中医杂志, 1989, (6): 18.

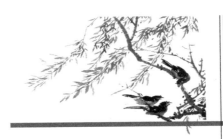

下法攻逐荡涤，属泻法范畴，主要用于实证在里（无表证，只有里证）。但是，通常教材言下法，皆针对大便秘结的实证在里（已结），以大便秘结为必备主要症状。事实上，大便并不秘结的实证在里（未结），亦可应用下法，这在临床中屡见不鲜，如以下代清热、以下代祛瘀等。故本章侧重于大便并不秘结的实证在里（未结）之论述，这样，更能凸显下法的固有作用，更加方便读者扩展思路、灵活应用。

下法易伤正气，用之太过有可能导致气虚、血虚、阳虚、阴津虚，甚至有亡阳、亡阴之虞。因此，下法不利于虚证，原则上禁用于虚证。但若正虚而兼夹实证，亦可在补虚的基础上酌配下法，亦即，下法可用于一些虚实夹杂病证。

第三章 下法

第一节　下法治疗实寒在里

治疗实寒在里（已结），属于温下范畴，可用大黄附子汤，自勿用多言。

但实寒在里（未结）是否可用下法，想必很多医学同行心存疑问，笔者以为，实寒在里（未结），亦可用下法（温下），兹举验案二则：

1. 寒积腹痛[1]

钟大满，腹痛有年，理中四逆辈皆已取之，间或可止。但痛发不常，或一月数发，或两月一发，每痛多为食寒冷之所诱致。自常以胡椒末用姜汤冲服，痛得暂解。一日，彼晤余戚家，谈其痼疾之异，乞为诊之。脉沉而弦紧，舌白润无苔，按其腹有微痛，痛时牵及腰胁，大便间日一次，少而不畅，小便如常。

吾曰："君病属阴寒积聚，非温不能已其寒，非下不能荡其积，是宜温下并行，而前服理中辈无功者，仅祛寒而不逐积耳。依吾法两剂可愈。"彼曰："吾固知先生善治异疾，倘得愈，感且不忘。"即予大黄附子汤：大黄12g，乌附9g，细辛4.5g。

并曰："此为金匮成方，屡用有效，不可为外言所惑也。"后半年相晤，据云：果二剂而瘥。噫！经方之可贵如是。

按：该案"阴寒积聚"，"大便间日一次，少而不畅"，当属实寒在里（未结）。实寒在里（已结）用大黄，旨在泻下大便；实寒在里（未结），何以用大黄？

笔者以为，寒邪凝滞收引，实寒在里会导致气机或气血凝滞，而大黄攻逐荡涤，能通凝滞。伴大便秘结者，温下自能逐寒邪，通凝滞，促排大便；不伴大便秘结者，则专以逐寒邪，通凝滞。故实寒在里，无论"已结"或"未结"，均可酌情予用下法（温下）。

观大黄附子汤原文："胁下偏痛，发热，其脉紧弦，此寒也，以温药下之，宜大黄附子汤"（《金匮要略·腹满寒疝宿食病脉证治》）。可知仲师之用大黄附子汤，旨在逐实寒，通凝滞，至于大便秘结则可有可无，并未拘泥。不知从何人何时起，认为大黄附子汤证必伴大便秘结，并将此谬误加于仲师头上，仲师蒙冤久矣，特指出之。

2. 伤食[2]

邓某，湘乡人，离朱家有三十余里之遥，夜半迎诊，谓其子腹痛，腹泻，日夜无度，食不能入口已两星期。近地诸医皆束手，有奄奄待毙之势，请朱氏星夜临诊，及至其家，见其大小潸然，均以此子不可救药。诊其脉六部沉细而数，但按之有力，冷汗淋漓如雨，四肢逆冷如冰，声音低小，腹痛剧烈，按之更甚，泻后痛减。溯其病之由来，因元宵日食粉团后，遂痛泻交加。

朱氏沉思良久，非导滞推荡不可，而其脉之沉细、四肢逆冷、汗出如雨，非补中扶阳，莫能奏效。遂以见症论治，拟用附子理中汤合大承气汤治之（人参二钱，野白术五钱，干姜三钱，附片六钱，大黄五钱，厚朴三钱，积实二钱，芒硝三钱，炙甘草三钱），晨饭后服完一帖，大便连泻两次，于是痛遂减少，汗亦旋止，继用附子理中汤加香砂少许，诸症霍然。

按：该案颇堪玩味，是实证，还是虚证？是食积，还是实寒在里？是纯实之证，还是虚实夹杂？笔者以为，其"冷汗淋漓如雨，四肢逆冷如冰"，而脉"按之有力"，当属实寒在里；其"腹痛剧烈，按之更甚，泻后痛减"，乃实寒在里，气机或气血凝滞不通；其"腹泻，日夜无度"，当属未结；其病程较长，"病已两星期"，遂兼正虚（气虚）。如此，该案是为实寒在里（未结），兼有气虚。予温下补气之剂（附子理中汤合大承气汤）取得了显著效果，既说明该证确为实寒在里（未结）而兼气虚，亦说明实寒在里（未结）可予下法（温下）。

参考文献

［1］赵守真.治验回忆录.北京：人民卫生出版社，1962：50.

［2］邢斌.危症难病倚附子.上海：上海中医药大学出版社，2006：151.

第二节　下法治疗实热在里

治疗实热在里，属于寒下范畴，也是应用最为广泛的一种下法。

需要说明的是，治疗实热在里有一种特殊情况：急下存阴。其实，急下存阴就是治疗实热＋阴津虚，即用承气汤之类的泻下剂，迅速通便泄热，以存津液，防止痉厥变证。急下存阴并非直接治疗阴津虚，而是通过直接治疗实热（阴津虚的根源），而间接治疗阴津虚，有釜底抽薪之意。

1.肺炎用下，在脏治腑，假邪出路

肺炎之运用下法，主要是在辨证论治的方药中加用大黄，古人有"病在脏，治其腑"之说，肠腑疏通，上焦壅遏之邪热、痰浊自有出路，且大黄本身有良好的抗菌作用。

朱氏[1]重点观察了用大剂量清热解毒药和重用大黄的疗效比较，共125例，发现重用大黄组的疗效较好，其大黄用量，突破常规，并未发现任何不良反应。

用药分组：

甲组：大青叶、蒲公英各30g，金银花、紫草各9～15g，加入麻杏石甘汤中，以煎剂为主。痰多者加葶苈子、天竺黄，每日1剂，本组共68例。

乙组：在甲组用药的基础上，再加生大黄煎服。大黄用量随年龄而增加，1～2岁者9～15g，2～3岁者用15～30g，3～5岁者用30～45g，每日1剂，本组共57例。

两组病例均从入院当天起分别服药，连续3天以上。

疗效对比：虽然两组患儿均全部治愈，但其退热天数，咳嗽消失、啰音消失和X线征象消失天数，乙组（重用大黄组）均少于甲组。从住院平均天数来看亦如此。经统计学处理，差异显著（P<0.01），故乙组的疗效优于甲组。

笔者在总结大剂清热解毒药物疗效的基础上，对曾用多种抗生素及中医辨证治疗未获效果的麻疹肺炎患儿20例，改服乙组方药，也取得了较为满意的疗效。还以大黄为主药试用于尿路感染、胆道感染、菌痢、伤寒、金葡菌败血症、口腔炎、疖肿等少数病例，亦均获治愈。对病毒性肺炎亦有一定的疗效。

按：急性肺炎（此指感染性肺炎）的临床表现以发热、咳嗽、胸闷胸痛等为特点，多属中医"温病"、"咳嗽"、"胸痛"等范畴，初期多为卫气同病，或为肺胃热盛，或为痰热蕴肺，里热较甚，阳气亢盛。

近些年来，肺炎用下，医者多知，但在笔者学医及工作初期

（20世纪80年代末、90年代初），鲜有用下法治疗肺炎者。忆及毕业实习时，当时大叶性肺炎（肺炎球菌肺炎）颇为常见，亦很典型，泸州医学院附院中医科对大叶性肺炎进行系统的临床观察时，用的是麻杏石甘汤加金银花、连翘（另以青霉素、链霉素肌注），未及下法之说。多年后，笔者知道肺炎亦多可用下，但因抗生素的广泛使用，肺炎球菌肺炎多不典型，成人肺炎颇为少见，对小儿肺炎又不敢轻试，迄今为止未对肺炎用过下法，此乃引朱良春老先生之治例，既补笔者之憾，又彰朱老先生之技。

2. 排泻盛阳，"截断"、"扭转"以治卫分证

患儿，男，7岁。昨日因发热，咽痛，头痛，精神差，在家休息，家长给予药物口服。今晨诸症加重，遂来就诊。诉：咽喉热痛，吞咽时疼痛更甚，伴见恶寒发热，头痛，身痛，无汗，咳嗽，体倦。昨日大便略干，今日大便未解。舌边尖红，苔薄黄，脉浮数。查：体温39.5℃，咽充血，扁桃体Ⅱ度肿大，表面可见黄白色脓点，诊为急性化脓性扁桃体炎。

此系风热毒邪，袭于肺卫，灼于咽喉，卫分阳气亢盛。治宜疏散风热，清解热邪、毒邪，排泻盛阳，利咽消肿。予银翘散合凉膈散加减。

处方：

金银花 12g	连翘 10g	荆芥 6g	紫花地丁 24g
牛蒡子 6g	甘草 6g	桔梗 6g	生大黄（后下）10g
黄芩 10g	蝉蜕 6g	薄荷 6g	栀子（捣）6g

1日1剂，嘱少量多次频频饮服。另予双料喉风散喷喉，1日4～5次。安痛定1.2mL，肌内注射，每日2次；扑热息痛25mg，每日3次；因其对青霉素等过敏，未用抗生素。

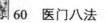

次日，其父母带患儿复诊。诉：用双料喉风散喷喉后，出现呕吐，呕出较多痰涎类物，咽痛有所减轻。服上药后，大便得下3次，诸症亦有所好转，体温最高为38.5℃。查：体温38℃，咽仍充血，扁桃体Ⅱ度肿大。停用西药，予上方2剂，1日1剂，少量多次频频饮服。仍用双料喉风散喷喉，1日4～5次。

2日后又复诊，诉吞咽时仍觉咽痛，下午仍有低热。查：体温37.0℃，咽稍充血，扁桃体Ⅰ度肿大。予上方3剂（生大黄入药同煎），1日1剂，1剂分3次服，停用双料喉风散。

3日后又复诊，自觉无不适，体温正常，咽不充血，扁桃体不大，疾病痊愈。

按： 急性化脓性扁桃体炎咽喉疼痛较甚，吞咽不便，多为高热，全身症状明显，即使是卫分阶段，亦需配以下法，不配下法则收效缓慢，常用生大黄后下，甚者可大黄、芒硝相须为用，剂量视病情酌定。

急性化脓性扁桃体炎多属中医"急乳蛾"、"风热乳蛾"范畴，病初多属卫分证，邪、阳颇甚，常需配以下法。如著名中医学家朱良春先生在章次公先生治疗风热乳蛾的经验时指出："大凡此病，有便难见症，即需投硝、黄以泻火通便，顿挫其炎炎之势。"而此类患者"咽喉肿痛，汤水难咽，下之则病去大半"。《咽喉经验秘传治则凡例》亦说："凡患喉症……若至第三日，憎寒、壮热、其热必高，须问大便通利否……若二便不通，乃内有实火，非用降火解毒剂与通二便之药，断难取效。"

3.气分发热

张氏[2]选用通腑法的代表方加味凉膈散为基本方作为观察组，并设立西药对照组，治疗气分发热患者73例，结果显示观察组疗效优于对照组。首次体温降至正常时间两组比较无显著性差异，但完全降至正常时间结果显示观察组明显优于对照组。

处方：

僵蚕 10g　　蝉蜕 6g　　姜黄 6g　　黄连 6g

黄芩 6g　　栀子 6g　　连翘 6g　　薄荷 6g

竹叶 6g　　甘草 6g　　大黄（后下）3～10g

芒硝（冲服）3～10g

加减：胸中热，加麦冬 12g；心下痞，加枳实 15g；呕渴加石膏 18g；小便赤数，加滑石 9g；腹中满，加枳实 9g，厚朴 9g。水煎日 1 剂，分 3 次服。

按：该案之治气分发热颇有特点，除予清气外，还酌配汗法、下法，系汗、清、下同用。汗之能透泄里热，清之能清解里热，下之能攻逐里热，三法合用，取得了较好疗效。

4. 时感高热

急性热病初起常证兼表里，恒多卫气同病，若能打破先表后里之成规，及时采用解表清里之剂，内外并调，能收到事半功倍之效。以往临证选用聂云台的"表里和解丹"治疗多种热病初起而只有表里证者，或病起之三五日而尚有表证存在者，服后常一泄而脉静身凉，或显见顿挫，续服数剂可瘥[3]。

处方：

僵蚕 45g　　蝉蜕 15g　　甘草 30g　　大黄 135g

皂角 15g　　广姜黄 15g　　乌梅炭 15g　　滑石 180g

研极细末，以鲜藿香汁、鲜薄荷汁各 30g，鲜萝卜汁 240g，泛丸如绿豆大，成人每服 4～6g（妇女、体弱者酌减），小儿 10 岁左右服 2g，6～8 岁服 1～1.5g，2～5 岁服 0.5～1g。每日服

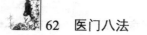

1～2次，连服1～3日，热退即止。

多年实践证明，不论成人、小儿，除正气亏虚或脾虚便溏，或发热极轻而恶寒较甚者外，均可服用。

　　按：该案之治"卫气同病"，主用汗、下之法，而清热之品用得较少。汗之自能辛凉解表，透泄里热；下之则能攻逐里热，排泄盛阳。虽然清热之品用得较少，亦能取得"服后常一泻而脉静身凉，或显见顿挫，续服数剂可瘥"之效，说明卫气同病在解表清里的同时，可酌配下法。

参考文献

[1] 朱良春. 先发制病　早用通利. 中国社区医师，2003，18（11）：23.

[2] 张云松. 解毒通腑法治疗温病气分发热的研究. 山东中医药大学学报，1990，22（2）：118.

[3] 朱良春. 通利疗法在温热病中的应用. 中国医药学报，1996，11（3）：180.

第三节　下法治疗气滞在里

　　腹内之气常可由后窍排出，所谓"矢气"即是从后窍（肛门）排出的腹内之气。服用大黄或下法方药，常伴有腹内之气的窜动（肠鸣）和腹内之气的排出（矢气），下法遂有较强的排气、行气作用。下法颇具降出之性，又能行气，故下法还具有较强的降气作用。

（一）行气降气以治外感咳嗽

外感咳嗽虽然病势多趋于表，但其病位在肺，存在肺气壅滞，肺气上逆。而肺居表里之间，故肺气壅滞、肺气上逆常可属里气壅滞、里气上逆范畴。因此，外感咳嗽的治疗常需行气，降气。

1. 疏风宣肺，行气降气

笔者妻子，素体颇健，但从七八年前起，每年必患一次咳嗽，咳嗽虽不重，咳痰亦少，各种辅助检查亦无异常，但咳嗽迁延不愈，遍用中西药物，效果仍不明显，每次均要 2 个月余咳嗽方止。曾到四川大学华西医院门诊部诊治，咳嗽仍迁延不愈。如是者三，咳嗽又发，予中西药物治疗 3 天后，效果不佳。查其舌、脉、症，寒热不明显，大便正常，并不干燥。主要表现为干咳，咳嗽亦不重。

思及外感咳嗽存在肺气不利，其肺气不利主要表现为肺气失宣，肺气壅滞、上逆，遂治以疏风宣肺、行气、降气，予止嗽散（以往用过，效果不明显）加生大黄（后下）12g，1 日 1 剂。服药后，大便 1 日 2～3 次，伴轻微腹痛，便后即消失。2 剂后咳嗽明显减轻，续服 2 剂，咳嗽遂愈。其后一患咳嗽，即以止嗽散合生大黄加味，均三四剂即愈。

按：该案表证不著，寒热不显，以"咳嗽"（肺气不利）为主要矛盾。以止嗽散疏风宣肺，生大黄行气、降气。诸药合用，以疏利肺气之壅滞、上逆、失宣，取得了较好的效果。治疗外感咳嗽，无论有无便秘，在相应方中酌加生大黄（后下），多能提高疗效。

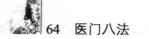

2. 通腑泻热，宣畅肺气

李氏[1]根据"肺与大肠相表里"的中医理论，采用通腑泻热，宣畅肺气以达止咳平嗽之目的，采用大黄治疗外感咳嗽，收到了满意疗效。

验案：

王某，男，5岁。主因发热咳嗽，喷嚏，鼻流浊涕已3天，纳差便干。检查体温38.7℃，舌红苔薄白，脉滑数。

西医诊断为支气管炎，曾用青霉素治疗3天，咳嗽不减，改服中药，中医辨证为表邪化热犯肺。

处方：

麻黄6g　　　杏仁9g　　　石膏20g　　　大黄（后下）9g

桔梗9g　　　瓜蒌9g　　　川贝母9g　　　焦三仙（各）10g

甘草6g

服药1剂后，体温降至正常，咳嗽仅早晚有数声。2剂后咳嗽止。嘱继服1剂以巩固疗效。

患儿在服药1剂之后，大便1日3次，最后一次为糊状。2剂后大便1日2次，不甚稀，嘱第3剂时大黄与其他药物同煎则大便恢复正常。

在观察过程中，无论患者有无便秘，均可使用大黄，凡用药后大便次数增加或便稀者，疗效比较明显。大便次数在1日3次以内者，无须停药，在1日4次以上者可减量或与其他药物同煎即可。

小儿用药后疗效比成人为高，因为在106例中，15岁以下小儿占84例，而全部的小儿病例都在3日内达到了止咳效果，说明大黄治疗小儿外感咳嗽明显优于成人。

另外，中医所说的外感咳嗽，大多数是由细菌（病毒）感染所致。而大黄的抗菌作用较强，特别对葡萄球菌、链球菌、肺炎双球菌等，都有明显的抑菌作用，故认为大黄治疗外感咳嗽当为首选之药。

（二）行气降气以治呕吐

呕吐总为胃失和降、气逆于上所致，其治需降气。气之不降必然寓有气之不行（气滞），故气逆必然存在气滞。因此，气逆之治，亦需行气。下法能行气、降气，遂可用治某些呕吐。

验案：

一七十老媪，晨起感胃脘不舒，恶心，欲呕，早餐时食入即吐，1小时后进食亦食入即吐，遂来就诊。诉：胃脘不舒，恶心欲呕。查：体温正常，腹无压痛，不伴腹泻。因其常来就诊，知其素无重疾，遂予 Vit B_6、吗丁林、藿香正气水。不久老媪复至，诉服西药后立即呕出，继服藿香正气水亦呕吐而出，仍觉胃脘不舒，恶心欲呕。

此系胃失和降，气逆于上；治宜降气，行气，和中护胃。予大黄甘草汤加减。

处方：

生大黄2g　　甘草1g

用鲜开水少许（约2汤匙）冲泡，待药液冷热适度时取1汤匙饮之。老媪服后，胃脘不舒、恶心欲呕消失，进食未再呕吐。

按：大黄甘草汤以生大黄行气、降气，甘草和中护胃；二药合用，可奏行气、降气、和中护胃之功，用治轻症呕吐，常有较好的效果。

轻症呕吐，可予上法；稍重的呕吐，可以常量生大黄、甘草煎服，勿久煎；较重的呕吐，可予生大黄粉、甘草粉各3~4g口服。

（三）行气、行血以除术后腹胀

气滞于腹常会导致腹部胀满，而下法常可用治腹部胀满，所谓"中满者，泻之于内"（《素问·阴阳应象大论》），"下之则胀已"（《素问·五常政大论》）即寓此意。

术后腹胀是临床上的常见病症，常发生于各种手术尤其是腹部手术后。腹部手术后，经脉有伤，络破血溢，气血阻滞，故腹部手术后的腹胀常与气血不通有关，可酌予下法以行气行血。

验案：

患者，男性，20岁。急性阑尾炎术后3天。诉腹胀较甚，手术部位疼痛，大便虽解，但量少不爽。查腹膨满，叩呈鼓音，手术切口附近压痛，舌、脉、辅助检查无异常。

此系气血不通，肠腑失运，发为腹胀。治宜行气行血，促排大便，通运肠腑。予大承气汤。

处方：

厚朴 24g　　　枳实 15g　　　芒硝（冲服）10g

大黄（另包，后下）15g

嘱先煎厚朴、枳实，取汁200mL，分2次服。服药2次后，感肠鸣、腹痛，继下大便4次，腹痛、腹胀顿除。

按： 大承气汤以大黄、芒硝行气行血，促排大便，通运肠腑；以厚朴、枳实行气行血，以增强大黄、芒硝的行气行血作用。诸药合用，有较强的行气行血、促排大便、通运肠腑作用，用治腹部手术后腹胀，常有较好效果。

（四）疏肝利胆以治胆胀

胆胀为患，病在肝胆，右胁痛胀，多存在气血不通，肝胆失疏，其治遂需行气行血、疏肝利胆。下法能行气行血、疏肝利胆，遂可用治某些胆胀。

验案：

患者，男，40 余岁。患慢性胆囊炎数年，已反复发作多次。数日前因进食脂肪性食物，致胆囊炎复发，就诊时已服中药 2 剂及一些西药，效果不显。诉右上腹疼痛，牵涉右肩背，伴胃脘胀满、恶心欲呕、嗳气、反酸、口苦、纳呆，大便略干，苔薄黄，脉弦。查：巩膜无黄染，右上腹压痛，墨菲征阳性。B 超示：慢性胆囊炎。

此系胆胀，观其所服方药，系柴胡疏肝散加延胡索、川楝子、栀子等。笔者考虑，其方多为理气、疏肝之属，亦能行气行血、疏肝利胆，亦属对证，但效果不显，可能为作用不强之故。遂在上方的基础上加生大黄（后下）10g，芒硝（分 2 次冲服）15g，1 日 1 剂。服药后，大便 1 日 2～3 次，伴轻微腹痛，便后即消失。3 剂后痛胀大减，去芒硝，续服 3 剂，诸症消失，嘱勿进油腻多脂食物。

按： 柴胡疏肝散加味亦能行气行血、疏肝利胆，但作用不甚强，后加入生大黄、芒硝，使行气行血、疏肝利胆的作用大为增强，遂取得了较好的效果。

在理气、清热的基础上，酌加生大黄、芒硝，对轻中度胆胀，多有较好效果，但疗效不巩固，易复发。

参考文献

[1] 李燕青.大黄治疗外感咳嗽的临床观察.河北中医学院学报，1994，9（4）：19.

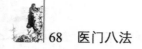

第四节　下法治疗血瘀在里

下法既能促排大便，又能促排小便，有较强的排泻、攻逐、荡涤作用。下法不但能攻逐燥屎、积滞，还能直接攻逐里邪，如里寒、里热、里湿、里饮、血瘀等，并给邪出路。故血瘀之治，除了可用活血化瘀法，还广泛运用下法给邪出路。

1.瘀血证

张氏[1]运用十枣汤治疗跌仆内瘀血证18例，其中胸骨骨折内瘀血者5人，单纯性损伤内瘀血者13人，服药1次痊愈者13例，2次者5例。18例中有3例因年高体弱，在服十枣汤后，再投参术汤以善后调理。

组方及用法：甘遂（醋制）、炒芫花、大戟各等份，分别研极细末，混匀，装入胶囊，每粒重0.3g。再选择肥厚大枣10枚（20～25g）煮烂，弃皮渣及核，乘温一次吞服10粒。

体会： 应用时不论身体强弱，均一次服3g，否则不效。身体强壮，损伤内瘀血较重者可隔2～3天再服1次。一般服药时间选择早晨为宜，对年高体弱者，在应用十枣汤治疗后就酌用参术之类以调理善后。

按： 十枣汤多用于悬饮、水肿，而该案用于跌仆内瘀血证且有较好效果，说明下法确能行血祛瘀、攻逐瘀血。

2.蛛网膜下腔出血

陈某，男，75岁。因蛛网膜下腔出血入院（经腰穿确诊，当时尚无 CT），经西医常规治疗 5～6 日后有所好转，但头痛剧烈，昼夜呻吟，其家属要求加用中药治疗。

查：急性痛苦病容，面色潮红，神志时清时昧，但以清醒的时候为多（入院时神志不清），腹膨满。诉头剧痛难忍，心烦胸闷，腹胀满，食欲不振，时伴恶心、呕吐，入院后即未解大便，舌质稍红，苔黄腻，脉弦略数。

此系气血瘀滞，大便秘结，肝阳上亢；治宜行气行血祛瘀，促排大便，平肝潜阳。

处方：

赤芍 10g	川芎 10g	当归 10g	地龙 10g
黄芪 20g	苏木 10g	红花 6g	川牛膝 18g
龙骨 30g	牡蛎 30g	菊花 12g	生大黄（后下）12g

1 剂，水煎分 3 次服。

患者服药 1 剂后，得下较多大便，将近 1 痰盂，头痛明显减轻，诸症亦有所好转。继予上方 1 剂，得下大便 3 次，头痛及诸症又有所好转，面仍潮红，舌稍红，苔薄黄。虑及过下伤正，乃将生大黄入药同煎（彼时该院煎中药每剂只煎 1 次），并稍加大活血祛瘀药的剂量，另加清热药黄芩。

处方：

赤芍 12g	川芎 12g	当归 12g	地龙 12g
黄芪 30g	苏木 12g	红花 10g	川牛膝 20g
龙骨 30g	牡蛎 30g	菊花 15g	生大黄 15g
甘草 3g	郁金 12g	黄芩 12g	

1 日 1 剂。此方共服 6 剂，头痛及诸症基本消失。由于临近春节（1 月 25 日），患者要回家过节，乃停用中药。

2 月 4 日，患者回病房，要服中药。诉无明显不适，查其舌

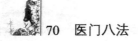

仍稍红，苔薄黄，脉弦，予养阴活血之剂巩固疗效。

处方：

生地黄 20g	麦冬 15g	五味子 12g	石斛 15g
茯苓 18g	远志 12g	石菖蒲 10g	桑寄生 18g
川牛膝 18g	天冬 15g	玄参 20g	巴戟天 12g
川芎 12g	赤芍 12g	菊花 12g	

1日1剂。此方共服4剂，患者痊愈出院。

按：蛛网膜下腔出血是急性脑血管疾病之一，多属中医"中风"、"头痛"、"神昏"等范畴。该案因于"出血"，疼痛较重，气血瘀滞较甚，还兼见大便秘结、肝阳上亢。上方在活血祛瘀、平肝潜阳剂中，酌配生大黄，或后下或同煎，收效明显，说明下法除能促排大便外，还能行气、行血、祛瘀。

3.肾绞痛

程氏[2]曾读日·大冢敬节所著《中医诊疗要览》，书中论及"肾石症"发作肾绞痛时说："发作时常有便秘，此时可选用桃核承气汤、大黄牡丹汤、大柴胡汤等。用各方排便，同时尿量也增加，疼痛亦有时立即消失，或用大黄附子汤。"阅后觉其治法颇奇，盖与国内主以通淋排石者不同，便将上法试用于临床。

初治一杨姓尿路结石发作右侧肾绞痛患者，痛剧时注射度冷丁与阿托品只能暂缓1~2小时，大便3日未解，乃用大黄牡丹皮汤治疗，不意1剂竟收便通痛止之效。

又治一董姓尿路结石伴发左侧肾绞痛患者，用桃核承气汤亦1剂见功。

笔者乃信其言不巫，以后随证选用上述各方治疗肾绞痛，一般在服药后3~6小时，大便一畅泻，其痛即立止或缓解。

按：肾绞痛多属中医"腰痛"、"腹痛"、"石淋"等范畴，疼痛较重，气血瘀滞较甚。程氏突出下法治疗肾绞痛，"大便一畅泻，其痛即立止或缓解"，既验证了大冢敬节之说，亦说明下法能行气、行血、祛瘀，用治肾绞痛常有较好效果。

4. 急腹症

急腹症是许多腹腔脏器急性疾病的总称，包括急性胰腺炎、急性阑尾炎、急性肠梗阻、胆道系统感染与胆石病、胆道蛔虫病、异位妊娠等。此类疾患多累及六腑、气血，多存在六腑滞塞失运、气血凝滞不通，遂见腹痛、腹胀、呕吐、便秘等症。所谓"六腑以通为用"，而下法之通下降出及行气行血颇有助于六腑的正常运化。

（1）急性胰腺炎

该案系笔者医院一李姓医师所治，因该患者屡发屡治，屡治屡愈，遂在此引用。患者，男性，44岁。素嗜酒，因宴请朋友至深夜，饮酒较多。翌日清晨突感腹痛，恶心，呕吐，自服药物，疼痛未缓解，药物亦呕吐而出，遂来就诊。诉中上腹持续性疼痛，疼痛较重，向肩背部放射，伴恶心、呕吐，已呕吐3次，为胃内容物，心烦，口苦，腹胀，昨日大便通畅，舌质红，苔黄腻，脉濡数。查：急性痛苦面容，巩膜轻度黄染，体温38.5℃，中上腹压痛，血清淀粉酶明显增高，诊为急性胰腺炎（水肿型）。

在禁食、抗感染、对症支持治疗的基础上，予清胰汤。

处方：

柴胡15g　　白芍24g　　生大黄（另包，后下）15g

黄芩10g　　胡黄连10g　木香10g　　延胡索10g

芒硝（冲服）10g

水煎服，1日1剂。

服药后得下大便 4 次，腹痛有所减轻。续服上方 5 剂，腹痛及诸症消失，血清淀粉酶正常，病症乃愈，嘱其戒酒。

其后 1 个月及半年，患者又因酗酒而致急性胰腺炎两次，仍予上法治疗，均获临床治愈。

按：急性胰腺炎多属中医"胃脘痛"、"腹痛"、"结胸"等范畴，存在多腑（胆、胃、肠）滞塞失运，气血凝滞不通。上方以大黄、芒硝相须为用，以通运六腑，行气行血，攻逐热邪、湿热；以柴胡、木香、延胡索行气行血，兼能助肝疏泄；以黄芩、胡黄连清解热邪、湿热，以白芍缓急止痛。

以下法（配合西医药）治疗轻型急性胰腺炎可取得良好疗效，医者多无疑义。其实，下法治疗重症急性胰腺炎（SAP）亦具有重要作用。2002 年 6 月底，笔者内弟的一位同事，因饮食不慎，突发腹痛，恶心，呕吐，发热，腹痛颇剧，诊为急性胰腺炎收住普外科，拟行手术。后转诊中西医结合科采用中西医结合非手术疗法治疗 23 日，患者痊愈出院。笔者后来查阅文献，乃知四川大学华西医院中西医结合科以中西医结合非手术疗法治疗重症急性胰腺炎（SAP）颇多[3]，随着方法的不断完善，手术率降至 19.38%，病死率降至 10.77%，下法（柴芩承气汤）是其重要方法之一，可资借鉴、应用。

（2）肠痈

张氏[4]用中医药配合针刺治疗肠痈 58 例（3 例合并弥漫性腹膜炎，5 例为合并早期阑尾周围脓肿），均为短期内痊愈（短者 4~6 天，最长者 21 天）。

张氏根据其 30 多年的临床实践，总结了下法治疗肠痈的几点经验：①只要诊断成立必须马上用下法，越早越好，用药后 3、4 小时必须见泻，若不见泻，可再服 1 剂，接诊当天一定要达到

泻下目的。②得泻后，第 2 天仍用下法，直至痊愈。但后期泻下
药应有所减轻，而增加清热解毒药。③病情恶化如合并弥漫性腹
膜炎时，下法宜缓下或慎用，必要时可考虑中西医结合治疗，病
情发展到可以触及压痛包块物（阑尾周围脓肿）时，仍可用下
法。④疼痛剧烈时，可通过针刺阑尾穴增强肠管蠕动，把病变部
位异物挤进大肠内而止痛，但应避免用西药止痛而掩盖病情。⑤
脓肿包块结合生桐油、生石膏散外敷腹部，有促进炎症吸收、消
除病灶的作用。

　　方药以大黄牡丹汤为主加减化裁，痛甚加蒲公英、延胡索、
田七粉；热甚加水针草、败酱草、紫花地丁、金银花；出现包块
（脓肿）加皂角刺、赤芍；虚人于后期加黄芪、太子参、党参以
扶正。因肠内瘀热没有出路，故瘀热与血、肉、便腐败成脓。因
此要治肠痈，关键在于将瘀热邪气清出肠道。瘀热从肛门而出，
肠清而病愈，这就是用下法治肠痈的理论根据。

　　按： 需手术疗法的急性阑尾炎属下法禁忌证。《温病学·急
性阑尾炎》云："手术疗法主要适于如下病症：急性化脓性，坏
疽性阑尾炎，临床症状严重者；急性阑尾炎穿孔并发弥漫性腹膜
炎；小儿、妊娠、老年人急性阑尾炎；慢性阑尾炎反复发作者，
以及阑尾蛔虫病。"可资遵守。

　　（3）肠梗阻

　　急性肠梗阻为急腹症中之重症，其辨证多为实证。治疗的重
点围绕一个"通"字，以达"通则不痛"之目的。在治疗急性肠
梗阻时，以泻下通腑为大法。王氏[5]将中药治疗急性肠梗阻大
致分为三类：

　　第一类为年轻体壮，平素无病，突然发病者，常用大承气汤
加减。

处方：

枳壳 10g　　厚朴 10g　　川楝子 10g　　生大黄（后下）15g

延胡索 10g　芒硝（冲服）10g

服药后 2 小时之内如无泻下，可再服 1 剂，直到泻下为止。一般用药最少 1 剂，最多 4 剂。如 4 剂用过仍不泻下而其症状加重者，应改变治法，用手术治疗为宜。

第二类是年老患者，平素体虚，又患肠梗阻，常用攻补兼施的黄龙汤加减。

处方：

枳壳 10g　　厚朴 10g　　当归 10g　　大黄（后下）12g

川芎 6g　　人参 6g　　黄芪 15g　　甘草 6g

芒硝（冲服）10g

第三类为有腹部手术史，肠梗阻症状经常发生的患者，用自配的甘黄散治疗，往往收到良好的效果。方剂组成：甘遂一份，大黄三份，木香一份，共为细粉备用。每次冲服 3g，即可达到泻下目的。如一次不成功，间隔 1～2 小时可重复给药，直到腹泻为止。此法简便易行，效果好。

1990 年，陈淑珍等报道粘连性肠梗阻在我国已经居肠梗阻的首位，粘连性肠梗阻的非手术治疗方法又被外科医生所接受，并降低了肠梗阻的手术率。

杨氏[6]在肠梗阻的非手术治疗中应用中药甘遂粉剂，取代以往的口服植物油、中药汤剂等方法，取得较好疗效。方法：先留置胃管行彻底的胃肠减压，争取将全部胃内容物吸净，然后将甘遂粉剂 1.5g 用 20mL 温水调开，从胃管注入（口服也可），闭管 2～4 小时，病情无变化者可 4 小时后再用 1 次，密切观察病情变化，如 8 小时梗阻不缓解，可中转手术治疗。

本组用药 1 次，4 小时内解除梗阻 45 例，占 70.31％；用药 2 次，4～7.5 小时解除梗阻 6 例，占 9.38％；中转手术 13 例，占 20.31％。其中肿瘤 2 例，肠套叠 2 例，肠扭转 2 例，粘连性肠梗阻 7 例。在肠梗阻的非手术的治疗中，经历了中药巴豆、大承气汤、蓖麻油的峻下，石蜡油及生豆油的润下治疗，还有针灸、穴位封闭治疗，但效果不太满意，而且植物油有异味，用量大，病人较难接受，疗效亦不十分满意；中药汤剂用药多，量大，需配制、煎熬，比较繁琐，并需多次服用，显效慢，增加了肠内容物，容易贻误病情；针灸及穴位封闭作用不强，疗效不明显。根据术前用药及术中情况得出结论，非手术治疗应用甘遂保守治疗时间不超过 8 小时。同时，甘遂的毒性较大，所以在给药后要随时观察病人的症状和体征变化，如病人腹痛加剧，阵发性疼痛变频，脉搏加快，腹部越加膨隆，气过水声加重要当机立断急诊手术治疗，要注意选好手术时机，避免因非手术治疗造成肠管绞窄或绞裹的进一步加重。多次用药时，要间隔 3～4 小时，不可短时间内多次给药，以免加重病情或因血中药物浓度过大引起其他药理作用。

按： 下法主要适用于：单纯性粘连性肠梗阻、蛔虫性肠梗阻、腹腔结核引起的肠梗阻。绞窄性肠梗阻存在血运障碍，属下法禁忌证，须立即手术。在用下法及非手术疗法的急性肠梗阻病例中，有 15％～20％的病例存在难以克服的器质性病变，下法及非手术疗法不能奏效，需要中途改行手术，以免贻误时机。中转手术的指征是：①经 12～24 小时的治疗观察，症状不见好转反而加重者；②腹痛由阵发性转为持续性，腹胀继续加重，肠鸣音由多转少；③患者腹部平片，与治疗前对比，气液平面增多增宽者；④腹胀不对称或扪及痛性包块；⑤呕血性或棕褐色液，或

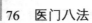

肠指检染有血迹；⑥出现任何绞窄性肠梗阻的患者。凡属上述一项者，应及时中转手术。

（4）胰腺、胆道危重症

自1978年以来，王氏[7]以芒硝为主抢救急性出血性坏死性胰腺炎、急性梗阻性化脓性胆管炎、胆源性败血症、胆源性中毒性休克等胰腺胆道危重症，大大减少了手术率、病死率，尤其对老年体弱、病情危重者理显示出其明显的优势。总结如下：

1）芒硝的作用主要体现在得泻之后

从临床实践中体会到，应用芒硝或以芒硝为主配伍其他攻下药，在腹泻发生之前，腹痛不能缓解，甚至加重，其他临床表现亦无明显改善，一旦得泻，则腹痛立即缓解或消失，随着疼痛的缓解或消失，其他临床表现亦随之改善。说明芒硝的治疗作用主要表现在得泻之后。了解了芒硝治疗作用的这一特点，对病人服用芒硝之后，未泻之前表现出的症状加重，体温升高，发生休克或休克加重等邪正交争的反应，才不至于误以为是病情加重，治疗无效而必转手术。如果服用芒硝之后，病人症状、体征加重明显，病情进展加速，不允许待腹泻之后再确定下一步治疗计划，对比，可在医生的监护下做B超或CT检查，有时可作出正确的诊断。

2）芒硝用量宜大，或配伍其他攻下药

在胰腺、胆道危重症患者，一次口服15g芒硝，极少能在8小时以内发生泻下作用。这可能与病情重有关。故芒硝的用量最小不应小于15g，以30g为宜。如配伍大黄及硫酸镁等泻下药助攻，芒硝的用量不宜小于15g，才能取较早、较好的泻下效果。泻下水样便较溏便的效果好。王氏在临床中用芒硝15g，大黄粉2.5g，硫酸镁15g为一次口服量。用约200mL温开水冲服，呕吐频繁者肌内注射止吐药或镇静药，昏迷者胃管给药。观察66例胆道急重患者服药后的泻下时间，4小时内腹泻者8例，4～8小时腹泻者23例，8小时以上腹泻者35例，与文献记载的15g硫酸镁的泻下时间相比有较大差距。经过140多例的临床观察，未发现用大量芒硝或以芒硝配伍其他攻下药有明显的副作用。但应说明的是，所有病例都是在静脉补液、纠正酸中毒、纠正离子紊乱的情况以下应用芒硝，未发生脱水情况可能与此有关。

参考文献

［1］张兴民.十枣汤治疗跌仆内瘀血证.四川中医，1990，11：37.

［2］程树清.泻下剂在尿路结石发作肾绞痛的应用体会.北京中医学院学报，1989，（4）：26.

［3］刘续宝.中西医结合治疗重症急性胰腺炎的临床研究（附1376例报告）.四川大学学报（医学版），2004，35（2）：204.

［4］张国安."下法"治肠痈.中国乡村医药，2000，7（7）：21.

［5］王朝珍.肠梗阻证治.中医杂志，1988，（6）：4.

［6］杨致富.肠梗阻非手术治疗中甘遂的应用.武警医学，1995，6（2）：103.

［7］王德君.芒硝抢救胰腺、胆道重症的体会.中医杂志，1993，（9）：517.

第五节　下法治疗水湿、痰、饮、食积在里

（一）水湿在里应用下法

1.实证癃闭，首选下法

实证癃闭均存在水湿内停，小便不通。下法除能促排大便外，还能促排小便。"其下者，引而竭之"（《素问·阴阳应象大论》）、"不得前后，先饮利药"（《素问·缪刺论》）即寓此意。

（1）癃闭

吴县名医顾文岩[1]，曾悬壶泸上。据1988年7月2日《文汇报》载，曾治一尿闭患者。患者两昼夜小便点滴不下，腹内胀急，痛苦莫名，所邀医生多人，方法用遍，仍不见寸功。顾氏见别人多用通导利尿药，便别出心裁，用通便解闭法，重用大承气汤，众医视之失笑，顾氏不为所动。患者服药后，移时如厕，果大小便俱出，众医疑惑不解。顾氏说："凡人大便之前总要先解小便，此属生理条件反射。"此时众医方信服。

按：该案行文生动，过目难忘，对笔者领悟下法作用启发很大，遂引之。大承气汤重用大黄、芒硝以促排二便，攻逐里邪，行气行血，通运三焦；以枳实、厚朴行气行血，增强大黄、芒硝的通运作用。诸药合用，有较强的促排小便、攻逐里邪、行气行血、通运三焦作用，遂取得了速效。

（2）产后癃闭

"利小便实大便"已为众人所知，用之临床已有效果，而

"通大便利小便"知之鲜也。陈氏[2]用"通大便利小便"之法治疗产后癃闭取得满意效果。在治疗20多例产后癃闭时，做了比较，加与不加大黄有明显差别。曾治1例产后癃闭时，第一剂中药未加大黄，而小便未解。第二剂在原方基础上加大黄（后下）10g，服后2小时左右即解大小便。由此可见，通便确能利尿，大黄用于产后癃闭效果肯定。同时，将大黄用于其他类型的尿潴留也取得很好效果。要说明的是，兼便秘者，重用大黄10～15g，体质壮实者可用至30g，无便秘而小便不通，生大黄可用5～6g，均须后下；由实致虚者用量宜大，由虚致实者用量宜小。

"通大便利小便"是治癃闭有效之法，盖因大肠、膀胱及前后二阴同属下焦，并属六腑，生理病理，互相联系，互相影响。

按：产妇年轻体健，一般说来，产后癃闭的病因病机不太复杂，多以小便不通为主要矛盾，而"通便确能利尿，大黄用于产后癃闭效果肯定"，说明下法确能促排小便。

（3）肾衰竭

天津市第一中心医院急救医学研究所用中西医两法治疗急性肾衰竭200多例，治愈率达72%，在国内占领先水平。杨氏[3]就大黄对急性肾衰竭所出现的高血容量综合征、高氮质血症、严重胃肠道反应等方面的作用及治法阐述如下：

高血容量综合征：紧急情况下通常采用以下几种方法

1）通便利水法：①生大黄粉10～15g，甘露醇粉50g，凉开水调服，每日服用1～2次。②生大黄粉6～9g，硫酸镁6～10g，20%甘露醇125mL，口服每日1～2次。

2）结肠透析法：①大黄30g，附子30g，生牡蛎30g。每剂煎200mL，保留灌肠，7天1个疗程。②大黄30g，槐角30g，生牡蛎30g。用法同上。在缺医少药的农村，或负担不起透析费

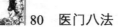

用者，采用上述方法治疗既方便又经济而且疗效显著。

高氮质血症：根据发病原因及临床症状可归属中医"瘀血证"、"毒热证"范畴。制订清肾活血汤，其中重用大黄（大黄15～30g，黄芪30g，赤芍15g，川芎15g，益母草30g，连翘20g，水蛭粉6g，三棱15g，莪术10g）。经实验证实，以上方药有促进缺血性肾损伤的修复作用及较强的解毒效果。

消化道症状：常出现恶心、呕吐、纳少、便秘、心中烦热、舌质红暗、苔黄腻等症状，为进食及服用中药造成很大困难。经长期临床观察，大部分病人在未经血液及腹膜透析下，单纯服用中药即可解除消化道症状。治疗原则是缓中泻火，和胃止呕。选用《金匮》大黄甘草汤：大黄粉4.5g，甘草粉4.5g。饭前或药前15分钟服用，能达到止呕作用。为服药及饮食创造条件。待止呕后再服用大黄10～15g，芒硝（冲服）10～15g，甘草6g，每日1剂。达到通里、泻火、解毒的目的。服药后一般腹泻5～6次，头晕、乏力、嗜睡、心中烦热等症均可减轻。

按：急性肾衰竭（少尿或无尿期）属中医"癃闭"、"关格"范畴，病势凶险，病情急重。下法（生大黄）具有较强的开启前窍，攻逐水湿，促排小便的作用。当然也要注意下法治疗癃闭的禁忌证：较大结石所致者；结石虽小但泌尿系统有明显畸形、狭窄及梗阻者；伴严重尿路感染及肾功能损害者。

2. 阳水初起，即配下法

曾氏[4]临床应用下法于水肿的治疗，收到了较为满意的疗效。方药组成：大黄10～15g，厚朴10～12g，枳实10～12g，水煎成100mL，根据病情顿服，或分次服用，每日1剂。

辨证加减：风寒型加麻黄、桂枝、生姜；风热型加生石膏、杏仁、桑叶、薄荷；水湿型加苍术、茯苓、桂枝、生姜；若有化热之象则去生姜，加滑石、芦根、竹叶；阳虚型加附片、干姜、党参、乌药；兼有瘀血者加泽兰、牛膝。

验案：

肖某，男，7岁。因突然眼睑水肿，继则波及全身2天，而于1997年3月24日入院。诊见：全身水肿，发热恶寒，咽痛口干，舌边红，苔薄黄，脉浮数。实验室检查：白细胞12.0×10^9/L，尿蛋白（+++），尿红细胞（++），管型（++），尿素氮17.0mmol/L。西医诊断为急性肾小球肾炎，中医诊断为水肿（风热型）。治宜清热疏风，通塞开闭。予小承气汤加减。

处方：

石膏15g　　杏仁10g　　桑叶10g　　大青叶10g

第2天水肿减轻，3天后水肿消退，调理10天后，诸症消失，实验室检查正常，带药出院，3个月后复查无异常发现。

体会："通可去滞，泄可去邪"。而小承气汤有通泄之功能，从而使塞者利、闭者宣，故用小承气汤治疗水肿有效。在用小承气汤治疗过程中应注意两点：一要注重辨证加味，风寒者佐以散寒宣肺，风热者佐以疏风清热，阳虚者佐以温阳化气等；二是注重中病即止，水肿消退后，应立即停用，而以调理为主，或健脾化湿，或温阳化气。

2. 湿热病证，可配下法

（1）急性黄疸型肝炎

吴氏[5]治疗方法：以茵陈、山栀、黄芩、柴胡、赤芍、泽泻、板蓝根、云苓组成基本方。黄疸期加用生大黄、元明粉、厚朴、六一散、车前子；进入无黄疸期加黄芪、白芍、当归、白术、虎杖等；恢复期则用柴胡疏肝饮合参苓白术散加减调之。每日1剂，水煎2次，合并2次煎液，分2~3次口服，每次200~300mL。病重呕恶甚者，则少量多次，频频当茶饮。

治疗结果：治愈585例（97.1％），好转13例（2.2％），无效4例（0.7％）。黄疸消失时间平均10.2天，乏力消失5.4天，纳差好转4.1天，呕恶消失2.5天，肝区叩痛消失9.2天，肝大回缩为21.5天，平均治愈时间（23.8±7.7）天，HBsAg阴转126例（占64.6％）。

黄疸期应寓清热利湿于通腑之中。急黄肝之湿热必波及六腑，而六腑以通为用，通腑要大胆用生大黄、元明粉，生大黄量一般不少于15g，元明粉（冲服）8~10g。畅利膀胱之腑用前仁15g，六一散（同煎）1包。诸腑得通，瘀滞可很快得到改善，疾病迅速向愈。

按：《医方类聚·五疸》云："治法纲领大要，疏导湿热于大小便之中。"

（2）伤寒

伤寒用下，釜底抽薪，疏通积滞，清泄解毒。

伤寒隶于湿温范畴。由于吴鞠通有"湿温……下之则洞泄"之说，亦有人认为用下剂有促使肠出血之弊，因此，伤寒能否运用下法，尚有争议。通过复习文献和临床实践，朱老[6]认同"伤寒不仅能下，而且应以下法为主"的见解。其采用聂氏以杨栗山《寒温条辨》之升降散（生大黄、僵蚕、蝉蜕、姜黄）为主而制订的表里和解丹，治疗伤寒、流感等温热病，收效较著，疗程多在3~10天，剂量小，服用方便，无任何不良反应。

表里和解丹：适用于流感、伤寒等温热病初起而见有表里证者，或病起已三五日，尚有表证存在者。服后常一泄而脉静身凉，或显见顿挫，续服 2～4 次可瘥。因其功能疏表泄热、清肠解毒，可达到表里双解、缩短疗程的目的，所以不论成人、小儿，除正气亏虚或脾虚便溏，或发热极轻、恶寒较甚者外，均可服之。

处方：

生大黄 135g　炙僵蚕 45g　蝉蜕 30g　　甘草 30g

皂角 15g　　　广姜黄 15g　乌梅炭 15g　滑石 180g

上研极细末，以鲜藿香汁、鲜薄荷汁各 30g，鲜萝卜汁 240g，泛丸如绿豆大。成人每服 4～6g，妇女或体弱者酌减，小儿 10 岁左右服 2.0～2.3g，6～8 岁服 1.2～1.5g，2～5 岁服 0.5～0.75g，每日 1 次，未更衣者可续服 1 次，连服 1～3 日，热退即勿再服。

葛苦三黄丹：湿温等温热病，服上方 3 日，热势未挫者，可续服本丸。这是通利泄邪与清热解毒、燥湿化浊并用之剂，一般连用 5～10 日即能奏效。

处方：

飞滑石 600g　生大黄 90g　蝉蜕 15g

以上 3 味研末。另用：苦参 150g，葛根、黄芩各 90g，天花粉、茵陈、青蒿各 60g，黄连、甘草、白蔻仁各 30g，蝉蜕、姜黄、川郁金、苍术各 15g，煎取浓汁。再以鲜荷叶、鲜藿香各 150g，鲜苏叶 180g，鲜茅根 240g，生萝卜子 60g，以上 5 味研磨加上药汤绞汁 2 次，并加鲜萝卜汁 90g，将药汤汁拌入药末泛丸，湿重 6g（无鲜药时用干药半量，研细，用药汤放凉，泡透榨汁，榨后须加凉开水再榨 1 次，以免药汤损失）。每服 2 粒，每日 1 次，体弱或儿童酌减，虽有便溏，尽可服之。服后一般每日微泻一二次，热势逐步递减而愈。

按：湿温初起，朱良春老先生以"表里和解丹"汗之、下

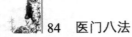

之，若热势未挫，继用清、下并用的"葛苦三黄丹"，"疗程多在3～10天"，说明湿温初期，即可酌配下法，既有较好效果，又无不良反应。

（3）泄泻

患者，男，40余岁。患慢性肠炎多年。由于奔波在外，虽然服药多效，但肠炎极易复发，一年要复发十余次。观其所服方药，均为清利湿热之剂，如葛根芩连汤、白头翁汤等。就诊前几日在外地奔波，饮食失调，致肠炎复发。诉腹泻腹痛，腹痛即泻，泻下急迫，一日约四五次，粪色黄臭，肛门有热感，口干不欲饮，小便短黄，苔黄腻，脉滑。

此系湿热浸淫，伤及肠腑，阻滞气机，大肠传导失职，遂发为湿热泄泻。治宜攻逐湿热，调畅气机；以芍药汤加减。

处方：

白芍 18g	黄芩 12g	黄连 10g	陈皮 12g
槟榔 12g	木香 12g	肉桂 10g	黄柏 10g
甘草 6g	生大黄（另包，后下）12g		

2剂，水煎服。

3个月后，患者复至。诉服上药2剂后，泄泻即愈，且3个月未复发，是数年来效果最好的一次。此次泄泻又发，遂来就诊。查其脉症，亦为湿热泄泻，仍予上方2剂，生大黄亦另包后下，效果大抵与上次相同。

按：湿热泄泻，自当清利湿热，但此例疗效不巩固，复发太过频繁，可能为湿热未能尽清之故。乃在清利湿热、调畅气机剂中，参以生大黄（另包后下），既攻逐湿热，又调畅气机。

利水渗湿既可归属消法，也可归属下法。利水渗湿通常在各类方剂学中归属消法。但笔者认为，利水渗湿属于"给邪出路"，与汗吐下更为近似，归属下法似乎更为贴切。只是因为历版教材都归类于消法，故笔者将利水渗湿放入消法章节论述。

（二）痰在里应用下法

1. 狂证

该病例是三十几年前笔者习医之初亲眼所见的一个案例，记忆深刻，遂引之。

患者，男，20 余岁。2 小时前突然发狂，家人遂来医院邀诊，笔者随一崔姓医师前往诊治（时笔者系学工）。诊见：患者面红目赤，精神亢奋，骂詈叫号，内容杂乱，不避亲疏，声高气粗，大便今日未解，昨日大便情况不详，舌红苔黄腻，脉滑数。无精神病史。

崔医师认为此系阳盛发狂，乃予大承气汤。

处方：

芒硝（冲服）10g　　　　　枳实 15g　　　厚朴 15g

生大黄（后下）15g

先煎枳实、厚朴，1 剂，水煎顿服。

患者服药三四小时后，病情如故，亦未得泻。考虑系病重药轻，崔医师乃增大剂量。

处方：

芒硝（冲服）15g　　　　　枳实 24g　　　厚朴 24g，

生大黄（后下）40g

先煎厚朴、枳实，1 剂，水煎 200mL，分 2 次服。患者服上药后，得下大便 10 余次，躁扰喧狂之症顿减，神情安静，能辨

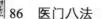

亲疏，对答多能切题，但形神俱乏，不时仍胡言乱语。上方去芒硝，生大黄入药同煎，另加龙骨、牡蛎、石菖蒲、远志、酸枣仁、胆南星、法半夏、陈皮等，续服3剂。患者日趋好转，后以导痰汤合百合地黄汤调治数日，狂病乃愈，惜未随访。

2. 久咳

久咳多数是因寒邪凝结或热燥之邪炼津灼津而坚结成老痰，壅阻肺中，气道不利，邪不能外解所致。治应化痰散结，稀化黏稠痰浊，使之随咳而出，使滞留肺中的风寒燥热邪气外解，肺复清宣肃降之职，咳嗽亦止。芒硝味咸苦性寒，有泻下清热、软坚散结之功效。刘氏[7]受《指迷方》中的茯苓丸运用芒硝软坚消痰，主治痰流四肢之臂痛、肢肿的启发，在治疗久咳时在辨治方中加入芒硝，效果较好。服药后痰由稠黏转清稀，痰量增多，易咳出，咳即减轻而止。芒硝与温化寒痰之方药配伍则温散寒邪软坚化痰，与清热润燥之方药配伍则清润软坚化痰；用量9～12g，分3次兑药汁服。服芒硝后病人大便增多或软溏，因其为苦寒泻下之药，应咳止即去，不可久服伤津耗液。

验案：

史某，男，45岁，1999年12月10日诊。咳嗽2个月就诊。患者10月初因加班受凉而病咳嗽，恶寒发热，身痛，鼻流清涕。服速效伤风胶丸、红霉素、咳特灵胶丸3天，恶寒发热、身痛流涕愈，咳嗽未止。继续在某院门诊服中药30余剂，咳嗽未解反而增剧。现喉痒即咳，夜间甚，咳声重浊，甚则干呕，胸部闷胀，每次咳嗽历时半小时左右，到咳出如黄豆大白色胶冻样痰数口后才暂时缓解，舌质正常，苔白滑，脉紧而滑。

诊为久咳，属寒痰凝结，气道壅塞。治宜温散寒邪，软坚化痰。方选苓甘五味姜辛夏杏汤加芒硝。

处方：

茯苓 30g	半夏 15g	杏仁 12g	芒硝（冲服）12g
甘草 9g	细辛 9g	五味子 6g。	

服药后大便畅快，量多质软，咳痰质稀量增多，咳嗽次数少，咳势减轻，胸部已不闷胀，舌苔薄白，脉滑。用药既效，守方2剂，咳嗽止，未再服药。

本例久咳，初风寒犯肺，经治外寒虽解，肺中寒邪未去，凝津成痰，坚结阻塞气道，肺失宣降，气逆作咳。方中苓甘五味姜辛夏杏温肺散寒化痰，芒硝软坚化痰散结、稀化痰浊，使肺中寒邪随痰出而外解，咳嗽自止。

按：外感久咳，若因痰浊难祛，可酌配芒硝，既祛痰浊，又通肠腑。

（三）饮在里应用下法

1. 肾病综合征

洪氏[8]采用攻下逐水法用于治疗有高度水肿的肾病综合征，常可取得较好的疗效。

常用方药如下：

逐水一方：尖槟榔、郁李仁各18g，黑白丑15g，小茴香、枳实各10g，半边莲30g，川厚朴12g。此方泻下逐水之力较缓，适用于肿势不太剧或门诊病人。

逐水二方：甘遂研为细末，空心胶囊装，每次服甘遂末0.5～1g（相当甘遂胶囊1～2个），开水或大枣煎水送服。此药泻下逐水之力较峻，服后少数病人有恶心呕吐及腹痛，但时间短

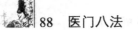

暂，得泻后腹痛即缓解，一般不需特别处理，个别患者腹痛剧烈难忍，可皮下注射阿托品0.5~1mg，腹痛即可缓解。为了便于观察，此方最好用于住院患者。

洪氏运用攻下逐水法治疗过的肾病综合征不下数十例，无一例因此而造成病情恶化或电解质明显紊乱者，说明使用上述两方治疗肾病综合征还是比较安全的。

2. 腹水

腹水多属中医"鼓胀"、"单腹胀"、"水鼓"等范畴，存在严重的水湿内停，若患者正气能支，又无下法的禁忌证，有时可酌用下法，兹举一则案例：

十枣汤是《伤寒论》中的一张古方，功用是攻逐水饮，治疗悬饮，肋下有水气，咳唾胸胁疼痛，心下痞硬，水肿腹胀有实证者。袁氏[9]在二十余年中曾数次用十枣汤治疗重症腹水病人，为改善病人症状，减轻病痛提高生存质量起到一定的作用。

重症腹水病人大多卧床不起，腹胀，进食少或不能进食，靠静脉输液维持生命。袁氏曾治一例，患者强迫半卧位，腹部鼓胀如蛙腹，腹壁静脉充盈，面色晦暗，目光无神，消瘦，多伴有慢性心功能不全，经其他方法治疗无效者，在病人的再三请求及病人家属同意支持下，用十枣汤治疗。

首先对病人心功能检查，心律齐，心率120/分以内，在他人的扶持下能步行30步，说明患者心功能尚有代偿。予50%葡萄糖注射液60mL、西地兰注射液0.4mg静脉注射，给中药芫花、甘遂、大戟粉末2~3g枣汤冲服。上药各等份混合研细末，用时随病情轻重，体质强弱区别用药量及用药次数。

服药约半小时，病人出现干呕、腹胀、小便频，反复腹泻数次，腹胀减轻，腹水渐消，次日病人要求进食。隔2日再服十枣汤泻水数次，腹胀等症状可明显改善，病人饮食大增，精神好转，生存质量得到提高，对晚期重症腹水病人对症治疗是一种行之有效的方法。

（四）下法的其他应用

1. 下法用药，勿忘白术

生白术虽属补气药，但若重用（60～120g）则有较好的通便作用。自1978年魏龙骧首先介绍了重用生白术治便秘的临床经验后，有关单味或复方生白术治便秘的报道较多，生白术通便的效果既好，又不致泻，大便次数也不多，遂将生白术（大剂量）归入润肠通便药，只要燥热或便秘不甚，可重用生白术以治之。

验案：

患者，男，50余岁。患习惯性便秘多年，时轻时重。近段时间又发，约四五日排便一次，排便困难，费时较长，大便并不干结。现已四日未解大便，但无所苦，查其脉症，寒热虚实不明显。

此系大便秘结，大肠失运，治宜促排大便，通运大肠。

处方：

生白术90g　生地黄30g　枳实15g　　郁金15g

1剂，水煎2次，分3次服。

患者服药2次后，即顺畅排便1次。继予原方1剂，以巩固疗效。

按：上方重用生白术以促排大便，通运大肠；以生地黄养阴润肠，以枳实、郁金行气以助生白术的通运作用。

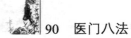

2. 虽有"先表后里"，亦可"表里同治"

表热为患，邪在肌表，病邪尚未入里，多不伴大便秘结，但有一些表热证，因素患便秘，或病时而患便秘，或疾病、饮食的影响，亦可伴大便秘结，对此类表热证可酌配下法[10]。

目前，治疗上感的恶寒与发热，印老守桑菊饮与银翘散的合方，重在宣解与清热解毒。宣解重在桑叶与菊花，清热解毒则变金银花、连翘为山豆根、鱼腥草，因后者的作用似比前者为优。无汗燔灼则加薄荷、荆芥、豆豉甚至苏叶，热甚必须加用石膏及黄芩（有汗或无汗均可用之）；若大便2日以上不解，则必须加用大黄（从无表邪内陷之弊）；有咽痛、咳嗽，才选入桔梗、生甘草、杷叶、杏仁、芦根。此方疗效较满意。

按：印氏在辛凉清解以治表热的基础上，"若大便2日以上不解，则必须加用大黄"，且"疗效较满意"，说明表热兼便秘，即可酌配下法，且疗效较好。至于其理，乃因表里关系密切，里和有助表解，排泻盛阳亦有助于退表热。

3. 下法治疗虚实夹杂证

下法还常用于虚实夹杂病证，如慢性肾衰竭[11]。

验案：

一患者诊断为慢性肾炎合并尿毒症，对症治疗无效，反而一天一天加重，恶心、呕吐更甚，全身疼痛、腰疼明显。腹部胀满，全身肿，尿少（<400mL），大便也不爽快。拒绝透析而求诊于中医。诊见：面色苍白，脉洪、弦、大，但是重按尺不及寸，舌苔黄、黑、厚腻，舌质少津，辨为肾厥，予扶阳泻下法。

处方：

大黄20g　　茯苓25g　　泽泻15g　　芒硝（冲服）15g

法半夏 20g　　砂仁 15g　　　陈皮 15g　　　炙甘草 5g

生姜 90g　　　制附片（先煎）90g

3 剂，水煎服，日 2 次。

3 剂后，患者前来复诊。症状好转，能够进食少量东西，在这 3 天中大便一天解得最多的是 5 次，最少的是 3 次，都是黑酱色。后又对这个方子进行了一些改变，再服 7 剂。10 剂后，患者小便量增加，大便一天 3～4 次，粪便呈酱黄色稀糊状，全身水肿逐渐减轻，呕吐减少，饮食增加，晚上能够睡 6 个小时，其他症状亦开始减轻。

三诊时，对二诊方又做一点小的变动，患者服 20 剂后身体水肿全部消退，未再有恶心、呕吐，他症大大减轻；小便量 24 小时达到 2000mL，大便 1 日 2～3 次，呈稀黄状；舌质淡，瘀象减轻，舌苔仍腻，转为白腻苔，润泽；脉象沉细；尿常规检查：蛋白（＋），白细胞（0～+++）；肾功能检查：尿素氮 12.3mmol/L，肌酐 254.5μmol/L。

后继续用扶阳泻下法，改用大黄 15g、芒硝（冲服）10g，增加附片的用量至 120g，根据病情，还增加了潞党参、黄芪、杭巴戟、菟丝子、肉桂，继服 60 多剂。期间多次做尿常规检查，尿蛋白在 ±～+；肾功能检查：尿素氮 6.3mmol/L，肌酐 87μmol/L。因肾功能已正常，改用扶阳添精法，用制附片 150g，白术 15g，砂仁 15g，杭巴戟 25g，益智仁 30g，菟丝子 20g，淫羊藿 30g，炙甘草 10g，生姜 120g。

后一直守方，仅有剂量增减，继服 100 多剂。并嘱患者将此方打成粉或做成水丸，以图逐步治疗、善后。后病人未再有消息。直至 10 年过后，病人前来，言其多年来，尿常规、肾功能均正常，未有再发。

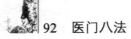

按：该案正虚邪实，除存在较甚的阳虚外，还存在严重的小便不利，水湿、糟粕内停。扶阳泻下法集聚扶阳、利水、健胃、泻下诸法，既能扶阳利水、健运脾胃，又能促排小便，攻逐水湿、糟粕，作用较强，递服药数十剂后，使肾功恢复正常。

4.下法之大黄也能养生

对抗衰延年之治，临床上习用补气、补肾阳、活血等法，其实，下法亦有一定的抗衰延年作用。

验案：

大黄，性寒苦泄，泻下力峻，故一般认为老年病者应用宜慎，尤其不可作为抗衰延年药饵；然而，赵氏[12]进入老年期后，却以大黄制剂"清宁丸"为必备的药品。

赵氏，75岁。从事中医临床已50多年，至今尚是耳不聋，眼不花，齿未脱，很少因疾病缠身而停诊。其中，一味大黄立下不朽之功。其体质本来并非健壮，如1960年患肝炎，2次被怀疑为初期肝硬化；后又患高血压、心绞痛等。但在治疗期间，大黄自始至终入方，或取其攻积导滞，或以之活血行瘀，均获良效。20多年来，视身体情况和病情需要，赵氏每月坚持服大黄制剂——清宁丸，少则30g，多达150g，不但实现了防病治病的目的，同时，对于增加食量、调和气血、健壮体质，亦收到意料不到的良好效果。

赵氏自身的体验使其初步发现，对于老年病的治疗及抗衰延龄，不能拘执滋补一法，应视病情、体质以补泻之。诚如《中藏经》所谓："其本实者，得宣通之性必延其寿；其本虚者，得补益之情必长其年。"大黄一味，为历代医家所推崇，认为是一味"出将入相"的良药，故有"黄良"之称，其调气和血，推陈致新之能甚受赏识。

大黄作为老年抗衰延龄的药饵，具有以下几点好处：

（1）通腑降浊，增进食欲。服用少量大黄，具有健胃作用。《神农本草经》谓："荡涤肠胃，推陈致新。"食欲正常是老年人延龄益寿的重要因素，进食少量大黄，助胃吐故纳新，可滋后天之化源。

（2）抗菌、抗病毒，增强免疫功能。药理研究认为，大黄有效成分对流感和葡萄球菌、链球菌及伤寒杆菌、副伤寒杆菌、肺炎双球菌、痢疾杆菌等有不同程度的抑制作用；亦有人认为，大黄是一种抑制体液免疫功能的中药，且有增强细胞免疫作用。这正是老年人抗病延年所不可少的。

（3）调和气血，疏通经络。老年人往往因气血失调而诱发疾病。赵氏心绞痛得以控制，可能与持续少量服用大黄有关。同时，在临床上治疗此类疾病，凡体质较强者，均嘱服"清宁丸"，多谓有效。其作用机理，可能在于大黄具有行气活血的功能。

总之，大黄对老年病和抗衰延年，尚不失为一味良药。然"治者不可畏而不用，亦不可忽而妄用"。总之，应在辨证论治原则指导下用药，进一步验证，使其在老年病治疗和抗衰延年中发挥应有的作用。

按：大黄多生用，常以适当剂量或泡服，或入煎剂，或研末冲服，或服用主含大黄的某些中成药，如清宁丸等。大黄之用，多以得泻为效，泻下三五次即可，隔一月或二三月再用，反复用之；亦可以不得泻为效，用少量生大黄泡服，长期饮用。

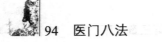

【附：下法的注意事项】

1. 下法的峻缓应适当

若里实较重，病势较急者，应峻攻急下，但勿下之太过。反之，病势较缓者，应轻下缓下。

2. 下法的忌用

正虚较甚或年老体虚，孕妇、产妇或正值经期，病后伤津以及亡血者，应慎用或忌用下法；脱水及低血钾症忌用下法。下法之用多伴有次数不等的腹泻，若下之太过，除腹泻次数过多外，常伴有腹胀、恶心、呕吐、倦怠乏力、食欲不振等。这些不良反应主要是由于导泻引起了水与电解质紊乱，特别是低血钾症所致。

3. 勿轻视"大黄救人无功"之说

大黄是最常用的泻下药，用广而效彰，乃逐邪疗疾之良药，几为下法之象征。然病者对大黄多有抵触，遂有"大黄救人无功"之说，此语相传已久，流"毒"甚广，而医者多不重视。据笔者体验及走访他人，病者之所以抵触大黄，其因有二：一为服大黄后，多伴有大便次数的增多，给病者带来不便，此点还不是最重要的；最重要的是第二点：初服大黄常伴有腹痛，其痛虽不剧烈，但莫可名状，极不舒服，坐立不安，病者很难忍受。因此，对初用大黄的病者，应做好解释工作，如：服大黄后，虽伴有腹痛，但不剧烈，虽不舒服，但不会有大的危害，便后其痛即缓解。若将解释工作做在前面，对运用大黄逐邪疗疾颇有助益。

参考文献

[1] 重用通便治尿闭.浙江中医杂志,1988,(8):382.

[2] 陈彪.浅谈通大便利小便——产后癃闭用大黄.中医药学报,1987,(2):18.

[3] 杨素珍.大黄在急性肾功能衰竭中的运用.江西中医药,1996,27(5):12.

[4] 曾运雄.小承气汤治疗水肿临床体会.湖南中医杂志,1998,14(4):47.

[5] 吴晓春.辨证治疗急性黄疸型肝炎602例.湖南中医杂志,1994,10(2)(增刊):51.

[6] 朱良春.先发制病 早用通利.中国社区医师,2003,18(11):23.

[7] 刘国樑.运用芒硝治久咳.四川中医,2001;19(11):19.

[8] 洪钦国.攻下逐水法治疗肾病综合征的体会.新中医,1985,(7):42.

[9] 袁义斌.十枣汤治重症腹水体会.农垦医学,2000,22(2):115.

[10] 印会河.汗法的临床运用与体会.中医杂志,1990,(3):5.

[11] 卢崇汉.钦安卢氏医学的扶阳理论及其临床应用.北京:第二届扶阳论坛,2008.

[12] 赵凤金,口述.赵希明,整理.我用大黄抗衰延年.中医杂志,1983,(3):78.

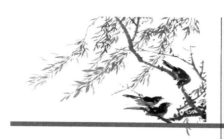

第四章 消法

对于实证，既可用汗吐下攻之，还可以用消法泻之。所谓"实则泻之"包含了两部分：汗吐下法和消法。

消法通常分为行气、活血、化水湿痰饮食积（含利水渗湿），一般不含对于实寒、实热的消之或泻之。本章论述的消法无表证，只有里证。

但笔者认为，既然补法在补气、补血、补津液之外，还包含补阳虚（温补法）、补阴虚（清补法）。那么，与补法相对应的消法，是否也可以包含消实寒（温泻）、消实热（清泻）呢？

其实，温泻、清泻通常在温法、清法中予以说明。所以，在此不再重复列举。为了让读者从纵横各方面加深对八法与病机的认识，在消法中，对消实寒、消实热点到为止，不展开论述。

行气法治气滞、活血法治血瘀、化湿法治疗水湿痰饮食积，此三法乃消法的"三足鼎立"，众所周知，不必赘言。对于消法治疗"气滞、血瘀、水湿痰饮食积在里"，本章重点介绍行气、活血、化湿三法超出常规的扩展应用：活血、化湿亦可兼治气滞在里；行气、化湿亦可兼治血瘀在里；行气、活血亦可兼治水湿痰饮在里。

气、血、津液三者存在紧密的关系，为了学习和临床操作方便，从行气法、活血法、化湿法兼治其他病证的角度展开论述：

（一）行气法兼治血瘀、水湿痰饮

气为阳，津血为阴。气畅则津血易畅。从调无形之气入手，调整有形之津血，是中医治病的方便法门之一。

（二）活血法兼治气滞、水湿痰饮

当遭遇辩证无误，但却久治难愈的时候，可以考虑是否存在久病入血的可能。可以尝试以血分药物，即活血化瘀法来治疗。

不但是热可有血分，寒也可有血分，气也可有血分，津液也可有血分；不但实证有血分，虚实错杂证也可有血分。

（三）化湿法兼治气滞、血瘀

《方剂学》有云："湿为阴邪，其性重浊黏腻，最易阻碍气机"、"痰随气而升降，气滞则痰聚，气顺则痰消"，故化湿法亦可兼治气滞。

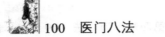

中医有"津血同源"之说，故化水湿痰饮，亦可兼治血瘀。

第一节　消法治疗实寒在里

即温法中的温泻，具体见温法章节，并参考汗、下章节。

第二节　消法治疗实热在里

即清法中的清泻，具体见清法章节，并参考汗、下章节。

第三节　消法治疗气滞在里

（一）行气法治疗气滞在里

因此点应用众所周知，故略。

（二）活血法治疗气滞在里

气滞在里，自当行气，何以活血？笔者以为：①气以行血，血赖气行，血瘀在里（含非典型血瘀，下同）亦会阻碍气行，导致或加重气滞，故要很好地行气，有时还需活血。②一些非血分病证，如气滞久之，亦会累及血分而导致血瘀，并且未必伴有明显瘀血见症，所谓"久病入络"、"久病入血"、"久病多瘀"即寓此意。

1. 顽固性呃逆

呃逆不止连续五昼夜以上可称为顽固性呃逆。近年来，丁氏[1]所治 36 例顽固性呃逆，均未见明显的瘀血征象，而全部患者均用血府逐瘀汤加减治疗，得到满意的疗效。

处方：

当归 15g	生地黄 10g	桃仁 9g	红花 9g
枳壳 12g	牛膝 12g	柴胡 10g	赤芍 12g
甘草 6g	桔梗 10g		

加减：伴恶心呕吐加半夏、代赭石；伴胸闷加枳实、厚朴；伴吞酸嘈杂加黄连、吴茱萸。水煎服，日 1 剂，10 天为 1 个疗程。

结果：治愈 21 例，好转 14 例，无效 1 例。

验案：

刘某，男，62 岁，患呃逆不止 7 天来诊。患者于 7 天前无明显诱因而发呃逆，连续不止，日夜不停，每分钟 5 ～ 6 次，时有恶心欲吐，胸闷难堪，苔薄黄，脉沉有力。

予血府逐瘀汤加味，服药 1 剂后，呃逆即减轻，继服 2 剂而止。随访 3 年未复发。

丁氏认为，顽固性呃逆病程较长，根据气病久而及血的理论，在排除虚寒或腑实证后，就可以诊断为气血瘀滞，而投以血府逐瘀汤治疗。若在其他急慢性疾病之严重阶段出现呃逆，则是病势较危的表现，应另当别论。

按：该案"未见明显的瘀血征象"，气逆、气滞之象颇著，予"血府逐瘀汤加味治疗"，取得了较好的效果，说明存在血瘀在里的特殊情况——"非典型血瘀"（"血行不畅"或"久病入血"）的可能。但应该排除活血祛瘀的禁忌证后才可尝试应用活血法。

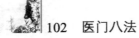

2. 脘腹痞满

陈氏[2]早年因患胃疾，脘腹痞满，初时按书论证，按证套方，总不得其要，服之平平。乃反复琢磨，苦心推敲，根据气血密切相关之论，试增理血之品，药后肠鸣始作，矢气频频，顿觉轻松。胸中之茅塞渐开，以此治法广泛用于临床，屡屡获效。

验案：

李某，男，12 岁，1993 年秋诊。腹胀如鼓月余。其父（乡村医生）代诉：患儿因中秋节进食月饼过多后出现腹胀纳呆，便溏溲臭。其父给服保和丸未效，又投枳实消痞汤无功。根据病史诊为食积，予保和汤加丹参 20g、桃仁 10g。服 2 剂。药后矢气频频，大便解出黄色稀便甚多，奇臭难闻，自此病愈。

脾胃疾患，无论湿阻、食积，都可导致气滞，气滞则血凝，而形成瘀血。即使脾虚之人，也因"气为血帅"，"气行则血行"，气虚则推动无力，血行不畅，造成瘀血内阻。故理血乃为治要。

按：该案无明显瘀血见症，予消食行气之剂，食积未消，气滞未除，继在消食行气剂中伍入活血之品，取得了较好的效果，说明气滞难除，可兼以活血。

（三）化湿法治疗气滞在里

湿为阴邪，其性重浊黏腻，最易阻碍气机。水湿停滞会阻碍气行，导致或加重气滞，故要很好地行气，有时还需祛湿。湿去气易行，祛湿法遂可通过祛湿以利气行，用治气滞在里病证。

1. 功能性消化不良（健脾）

赵氏[3]采用五苓散治疗功能性消化不良，多有良效。

处方：

茯苓 12g　　　猪苓 12g　　　白术 10g　　　桂枝 10g

泽泻 10g

水煎服，每天 2 次。

2 周为 1 个疗程，治疗前及 1 个疗程结束时，分别记录消化不良症状和进行胃液体排空功能检查。

结果：腹胀、早饱改善明显，嗳气、上腹痛、反酸及恶心、呕吐半数有效。

根据中医理论，功能性消化不良属脾虚痞满范畴，病机乃中焦气机逆乱、升降失常，脾胃虚弱、肝胃不和，因此，健脾、疏肝和胃为基本疗法。五苓散出自《伤寒论》，具有温阳、健脾之功效。研究结果显示，功能性消化不良病人用药前后胃排空功能有明显改变，表现为胃液排空明显加快，与胃肠动力障碍有关的症状——早饱、腹胀等明显改善，其他症状亦得到较好的控制，说明五苓散主要通过胃肠促动作用改善消化不良的症状。

2. 功能性消化不良（芳香逐秽）

李氏[4]报道了采用芳香逐秽法治疗功能性消化不良，多有效验。

治疗组：藿香 12g，厚朴、法半夏各 9g，茯苓 12g，杏仁 9g，生薏苡仁 15g，白豆蔻 6g，通草 9g，猪苓 12g，淡豆豉 9g，泽泻 12g。水煎服，每日 3 次。肝胃不和加黄连、吴茱萸；脾胃虚弱加白术、党参；胃阴不足加生地黄、麦冬、玄参；胃经瘀血加蒲黄、五灵脂。

对照组：略。

结果：治疗组 108 例中，显效 64 例，有效 36 例，无效 8

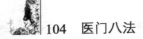

例，总有效率 92.6%。

中医学认为引起上腹部不适、疼痛、食欲不振、腹胀、嗳气、早饱、恶心、泛酸、烧心、便秘或腹泻等症状，属于胃脘痛的范畴。均是脾胃功能运化失司，升清降浊的功能紊乱所致，脾失健运、胃失和降导致气滞湿阻是其病理机制。故出现功能性消化不良的表现时均可选用芳香逐秽法。

按： 功能性消化不良多属中医"痞满"、"胃脘痛"、"反酸"、"嗳气"等范畴，多存在脾胃气滞，常见上腹饱胀不适、餐后加重、纳差、厌食、嗳气、恶心、呕吐等症，其治需行气。五苓散几无行气作用，芳香逐秽法的祛湿作用特别突出，却取得了较好的疗效，说明祛湿法亦可兼治气滞。

参考文献

[1] 于香军. 血府逐瘀汤治疗顽固性呃逆 36 例. 中国民间疗法，1995，（6）：11.

[2] 陈远路. 脘腹痞满理血为治要. 浙江中医杂志，1997，（10）：462.

[3] 赵大国. 五苓散治疗功能性消化不良的临床研究. 中国自然医学杂志，2002，4（1）：27.

[4] 李琼. 芳香逐秽法治疗功能性消化不良的临床观察. 辽宁中医杂志，2005，12（11）：1171.

第四节 消法治疗血瘀在里

所谓血瘀在里，读者多熟悉教科书所述的典型血瘀，即"以固定刺痛、肿块、出血、瘀血色脉征为主要表现的证候"。具体来说，"其疼痛特点为刺痛、痛处拒按、固定不移、常在夜间痛甚；肿块的性状是在体表者包块色青紫，腹内者触及质硬而推之不移；出血的特征是反复不止，色紫暗或夹血块，或大便色黑如柏油状，或妇女血崩、漏血；瘀血色脉征主要有面色黧黑，或唇甲青紫，或皮下紫斑，或肌肤甲错，或腹露青筋，或皮肤出现丝状红缕，或舌有紫色斑点、舌下络脉曲张，脉多细涩或结、代、无脉等。"

笔者认为，以上所述"典型血瘀"只是血瘀在里的一种，还有"非典型血瘀"可能并未引起大家的重视。

血瘀证是血行不畅而造成的，"夫血脉营卫，周流不休"（《灵枢·痈疽》）。血液时时刻刻都在经脉（血脉）中运行，若血液运行不畅，则有轻重之分，大致分为两类：

（1）典型血瘀：此类病证血行不畅较重，伴有明显瘀血色脉征。

（2）非典型血瘀：此类病证血行不畅较轻，瘀血色脉征并不明显，多表现为痛症（并非典型的"刺痛、痛处拒按、固定不移、常在夜间痛甚"）或其他症状，但不具有虚证之指征；此外，还包括血行不畅较久，就是通常所说的"久病入络"、"久病入血"、"久病多瘀"；可能隐伏有瘀血，须用活血法才能奏效。

对于非典型血瘀，既可从行气入手治疗，也可从活血入手治疗，亦可兼用其他治法。

（一）行气法治疗血瘀在里

气能行血，气行则血行。从行气入手，亦能治疗血瘀在里（含非典型血瘀）病证。一般说来，血瘀在里多辅以行气法，而其中"非典型血瘀"类型可突出理气法。

验案：

患者，女，28岁。半年前，患结核性渗出性胸膜炎，出现高热，继之出现胸腔积液，其后又出现腹腔、宫腔积液，经抗结核及对症治疗，发热消失，胸腔、腹腔、宫腔积液逐渐吸收。1个月前，出现右下腹疼痛，时轻时重，曾赴四川大学华西医院门诊部，诊为肠粘连，选服中西药，效果不显，迁延月余，遂来就诊。诉：继往体健，无腹痛史，休息时腹痛减轻，活动或劳累时加重，常因腹痛难忍而卧床休息，大便正常。查其舌、脉、症，无明显气滞及瘀血见症，寒热及正虚亦不著。

该案以疼痛为主症，"无明显气滞及瘀血见症，寒热及正虚亦不著"。由于排除了各种明显寒热、正虚之证，故当往实证腹痛考虑，有可能为"非典型血瘀"。因为只有"非典型血瘀"才可能既无明显"气滞、血瘀"见症，又导致"不通"之痛。其治当以活血兼行气，尤以行气为主。

笔者按《十年一剑全息汤》所说，予全息汤（柴胡12g、桂枝10g、白芍12g、瓜蒌10g、薤白10g、枳实10g、苍术10g、陈皮10g、厚朴10g、白术10g、茯苓10g、猪苓10g、泽泻12g、生地黄10g、牡丹皮10g、甘草10g、生姜10g、大枣10g）合天台乌药散（乌药、槟榔、木香、小茴香、良姜、川楝子、青皮、巴豆各10g）去巴豆。

2日1剂，共服5剂，腹痛基本消失。随访4年，未复发，仅天气变化时，右下腹有轻微隐痛不适。

按： 上方虽药味较多（共25味），但行气法特别突出（上方之薤白、枳实、陈皮、乌药、槟榔、木香、川楝子、青皮属理气药，柴胡、厚朴、小茴香亦能行气，能行气者共11味），活血药用得较少，亦取得了较好的效果，说明从行气入手亦能活血。

江苏薛振声老中医[1]习用"全息汤"加当归、川芎、川楝子、延胡索各10g，治疗痛经，认为"用以上方法治疗痛经，效果良好。对引起继发性痛经的原发病也有治疗作用，且可改善体质，减少复发"。笔者用上方，药味剂量不作加减，且改1日1剂为2日1剂，治疗数例疼痛较重、无明显气滞及瘀血见症，寒热及正虚亦不著的青春期痛经，患者服药1剂疼痛即明显减轻，服药2~3剂疼痛完全缓解，至下次行经痛经亦未作。继以上方续服2个月经周期，停药后痛经亦未复发。

（二）活血法治疗血瘀在里

活血法治疗血瘀，本来众所周知，毋庸赘述。但对于"非典型血瘀"的治疗，还需特别注意。

1. 崩漏

王氏[2]采用活血化瘀的中药进行清宫，即在对暴崩患者进行辨证施治的同时，坚持使用祛瘀止血法，取得清宫的效果。

基本方：益母草、丹参各30g，花蕊石20g，三七末15g，桃仁、川牛膝各10g。

用法：在临床辨证施治的基础上，再加清宫基本方。

治疗结果：显效（服药3剂以内血量明显减少，服药7剂以内血止）28例；有效（服药后血量逐渐减少，15剂以内血止）28例；无效（服药15剂，血仍不止）3例。有效率94%。

验案：

张某，35岁，1995年5月诊。诉月经周期紊乱已2年，曾在其他医院治疗，病情难以控制，已先后2次行清宫术止血。子宫内膜组织病理检查结果为"子宫内膜增殖症"。此次因惧怕再

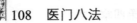

次清宫手术而要求用中药治疗。入院时阴道不规则出血10天，量多如崩，色淡红，质薄，伴头昏心悸，气短乏力，纳差口淡，面色苍白，舌质淡，苔薄白，脉细。

诊为崩漏；证属气血两虚，治当益气养血，收敛止血；予中医清宫法。

处方：

黄芪 30g	丹参 30g	益母草 30g	党参 15g
白术 10g	当归 10g	炒蒲黄 10g	三七末（冲服）10g
陈皮 6g	花蕊石 20g	大枣 5 枚	炙甘草 5g

服药后，初见血量稍增，并有瘀块排出，3 剂后血量明显减少，8 剂后血止。改用养血健脾调整月经周期。阴道出血止后 23 天，月经来潮，再予益气养血方中加丹参、益母草各 30g，枳壳炭、三七末（冲服）各 1g。此法治疗 3 个月经周期，患者痊愈出院，1 年后随访，未再复发。

清宫法（方）的应用时机：有崩漏病史者，应在经前 1 周开始服用活血祛瘀之剂，催月经按时来潮，使子宫内膜不致过度增生。经行时用祛瘀止血之品进行中药清宫，如瘀块排出，血量减少，应减轻祛瘀的力量，并增加补益收敛之品。

按：该案系"气血两虚"崩漏，并无明显瘀血见症，为何兼用活血法而取得较好疗效？说明即便是一派虚证，也有可能（当然仅仅是有可能）隐伏、潜藏着久病入血的血瘀证，尤其是"非典型血瘀"。

2. 痛经

传统认为，痛经除实证外，肾虚或冲任不足导致胞络不荣者亦可引起，所以治疗痛经之法有补有泻。

但员氏[3]认为，根据胞宫生理及临床观察，痛经仅有实证而无虚证。验之临床，补法治疗痛经疗效十分有限，而属"泻"范畴的理气活血法却广泛适用于痛经的治疗。其曾对7例虚证痛经者有意识地应用相应补法治疗，均未见显效。相反，对其中复诊者4例抛开虚象，予理气活血治疗（土鳖虫、王不留行、水蛭各12g，生蒲黄、五灵脂、延胡索各10g，当归30～60g，荔枝核、橘核各12g），效果满意。因此，从虚证治痛经，既是对胞宫藏泻理论的不理解，又是对临床疗效的无视。诚然，有些痛经患者兼有虚象，但其间并无本质联系。因此，主张痛经不宜用补法。

按：员氏7例虚证痛经者有意识地应用相应补法治疗，均未见显效。笔者认为，说明此虚证并非纯粹虚证，否则，用相应补法应该有效。这些虚证实际乃是虚实夹杂，而潜伏"非典型血瘀"的证型，且这种证型在临床上多见。

3. 胃痛

患者，男，48岁。患胃脘痛5年余，加重月余，迭服中西药物，效果不明显。现胃脘疼痛较甚，多在饭前及夜间发作，进餐后疼痛可暂缓，喜温拒按，胃脘有时觉胀，时嗳气、反酸，不思饮食，二便自调，苔薄白，脉弦。胃肠钡餐示：十二指肠球部溃疡。

本例疼痛较甚，并无典型血瘀症状。痛证多因于不通，其不通常见于气滞、血瘀（含非典型血瘀），故行气、活血皆能治痛，并不需要必备典型瘀血症状。故治疗以行气活血为主，予柴胡疏肝散加活血药物。

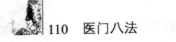
处方：

柴胡 15g	白芍 18g	枳壳 12g	甘草 10g
川芎 15g	木香 12g	红花 12g	桃仁（捣）12g
丹参 18g	三棱 10g	莪术 15g	五灵脂 12g
延胡索 12g	当归 15g		

2日服1剂。服5剂毕，胃脘痛消失。其后胃脘痛又复发数次，每次均以上法上方，4～5剂后均有明显效果，胃脘痛多会消失1～2个月。

（三）化湿法治疗血瘀在里

津血同源，血与水湿的关系极为密切，血病可以及水，水病可以及血，故血不利（血瘀）可致水不利而引起水肿，水湿内停可致血不利而引起血瘀。因此，活血可以利水，利水亦有助祛瘀。

1. 慢性充血性心力衰竭

杨氏[4]报道了以单味葶苈子利水治疗顽固性心衰（慢性充血性心力衰竭），多有效验。

临床资料：心源性9例，肺源性5例，内分泌性3例，高血压性2例，肾性4例，病程在5个月～3年，反复发作，均存在不同程度的水肿。

治疗方法：每日用葶苈子末3～6g，分3次饭后服，一般于服药后第4天尿量增加，水肿开始消退，心衰症状2～3周显著减轻或消失，未见有不良反应，随访2个月无复发。

葶苈子治疗顽固性心衰主要是由于它具有泻肺平喘、利尿消肿的功效。现代医学研究表明，它具有强心苷和利尿作用，可增加心脏输出量、降低静脉压，是临床治疗心衰的有效药物。

按： 该案所治的"顽固性心力衰竭"系指慢性充血性心力衰竭，属中医"心悸"、"怔忡"、"水肿"、"痰饮"、"喘证"等范畴，病因病机复杂，多存在血瘀、水停。上方单用葶苈子，未用活血祛瘀之品，却取得了较好的疗效，说明葶苈子除能利水，还有助祛瘀。

2. 肺心病

杨氏[5]常以生脉散、葶苈大枣泻肺汤、真武汤加减，以宣肺化痰、强心利尿、扶阳益阴。

药物组成：党参30g，制附子、益母草、泽泻、赤芍各12g，桂枝、麦冬各10g，丹参30g，葶苈子、茯苓、桑白皮各15g，五味子9g。

加减：若喘急、胸闷、水肿，加大葶苈子用量达30g，以增加泻肺气之闭、逐饮利尿之力；若小便不利，四肢肿甚，加沉香（后下）、黑白丑各5g，车前子（包煎）30g等行气逐水之品；若血瘀甚，紫绀明显，加水蛭、泽兰各10g，五加皮12g，化瘀利水，其作用可能与改善微循环、增加血流量有关。《血证论》谓："须知痰水之壅，由于瘀血使然，但祛瘀痰水自行。"若颜面红赤，痰黄稠，舌红，苔黄腻者，去附片、党参，加鱼腥草45g，金银花、大青叶各30g等清热解毒药，以控制感染，稳定病情。

启用此法后，尿量增多，水肿逐渐消退，心悸、喘闷、紫绀等症状减轻，心肺功能得到改善。在治疗过程中未见明显副作用。

验案：

周某，男，61岁，1988年11月12日诊。咳喘反复发作15

年，每逢风寒易于发病。近半个月开始发热、喘促、水肿、心悸，诊为"慢性肺心病、心衰"。运用抗生素、强心利尿、血管扩张剂等，病趋缓解。2 天前又系感冒发作。诊见：喘促胸闷，咳痰清稀，心悸气短，不能平卧，心下痞满，肢冷足肿，尿少。查体：体温 37.4℃，呼吸较促，颜面水肿，唇甲紫绀，颈静脉怒张，两肺满布细湿啰音，心率 118 次 / 分，心音遥远，肝胁下3.5cm，轻度压痛，下肢呈凹陷性水肿，苔白腻，舌胖质暗，脉沉细。X 线：肺动脉高压，心界扩大。心电图：肺型 P 波。诊断：慢性肺源性心脏病，心功能Ⅲ级。

证属：阳气虚衰，水饮上逆，痰壅气阻，心脉瘀滞。治宜温阳益气行水，化瘀宁心和络；正如离照当空，则阴霾自散。

处方：

益母草 15g　桂枝 12g　党参 12g　制附片（先煎）15g
泽兰 12g　麻黄 10g　泽泻 10g　茯苓皮 10g
葶苈子 20g　五味子 9g　丹参 30g　沉香（后下）5g
白茅根 25g

服 4 剂后，尿多肿退，喘减，已能平卧。将上方去麻黄加补骨脂 20g，服 12 剂。心悸、喘闷、紫绀、水肿症状明显减轻，肺部湿性啰音及心率增加等体征消失。嘱续服生脉饮及济生肾气丸善其后。

按： 该案存在"阳气虚衰，水饮上逆，痰壅气阻，心脉瘀滞"，予"温阳益气行水，化瘀宁心和络"剂，初获"尿多肿退，喘减，已能平卧"之效，续以上法，未减祛湿之品（泽泻、茯苓皮、葶苈子、白茅根，以及能祛湿的益母草、泽兰），又收"心悸、喘闷、紫绀、水肿症状明显减轻"之功，说明祛湿法除能利水祛湿外，还有助祛瘀。

参考文献

［1］薛振声．十年一剑全息汤．北京：中国中医药出版社，2004.

［2］王加维．中医清宫法治疗崩漏．湖北中医杂志，1996，18（6）：28.

［3］员清亮．痛经用药思路与心得．山东中医杂志，1997，16（7）：291.

［4］杨孟考．单味葶苈子治疗顽固性心衰23例．中国社区医师，2002，18（20）：40.

［5］杨孟考．肺心病心衰治疗一得．中国社区医师，2002，18（20）：40.

第五节　消法治疗水湿痰饮在里

食积在里相对比较单纯，可通过消食化积法治疗。当然，正如教材所云："食积内停，易使气机阻滞，气机阻滞又可导致积滞不化。故消食剂中又常配伍理气药，使气行而积消。其他尚有兼寒或化热之异，处方用药亦应有温清之别。"但毕竟食积与气滞、血瘀、水湿痰饮相比，比较单纯，故本节不另行论述。

（一）行气法治疗水湿、痰、饮在里

1. 水湿之治，兼以行气

（1）水肿

气为水帅，气行水行。气机郁滞必致水道失畅，治肿勿忘理气。张介宾云："凡治水肿者必先治水，治水者必先治气，若气不能化则水必不利。"故"气化能出者，则治水之道思过半矣。"

气滞而病水肿者多与肺、脾、肾三脏攸关。若肺气闭塞，除水肿见症外尚有咳逆上气而胸满，治宜降肺气，药用桔梗、杏仁、桑皮等；若脾气壅滞升降失司，症见脘腹胀闷、肢体肿胀，治宜理气畅中，药用苏梗、木香、槟榔、大腹皮等；若肝失疏泄，除见肿胀外，多伴胸闷胀痛、精神烦躁或抑郁，治宜疏肝理气，药用枳实、柴胡、青皮、香附等。

已故名医岳美中曾治一位肾炎水肿患者[1]，周身肿胀，腹大似鼓，四肢如柱，按之不陷，平素心烦易怒，服利尿西药及补肾利水之汤剂，水肿反增，施以《医宗金鉴》之木香疏气饮加二丑而效。说明"水气本为同类，利水还须理气"的道理。

按："治水者必先治气"，实为良言。"治气"寓意较丰，包含非行气法，他如汗法能宣通肺气，下法、温法亦能行气，用好这些治法，才能很好地"治气"。

（2）痢疾

孙氏[2]等报道，运用运用痢下通治法治疗痢疾200例，多有效验。

中医辨证分型：湿热痢119例，寒湿痢38例，虚寒痢25例，阴虚痢6例，休息痢10例，疫毒痢1例。

药物组成：当归20～30g，白芍20～30g，炒莱菔子20g，炒枳壳15g，槟榔10～15g，木香6～10g，川厚朴6～10g，车前子20～40g，甘草10g。

加减：湿热痢者加金银花20～30g；寒湿痢者加苍术10g；疫毒痢者加白头翁30g；休息痢者加人参10g，薏苡仁30g；阴虚痢者加阿胶10g；虚寒痢者加附子10～15g，干姜、肉桂各5g。另赤痢多者重用白芍，白痢多者重用当归。

服药方法：水煎2遍，共取汁500mL，分早晚2次服用。对于慢性痢疾必俟其急性发作时按上法服用。

疗效观察：治愈192例，显效2例，失察6例，其中多数患者服用6剂以下即愈，最多者服用40余剂。

按：不甚严重的痢疾，多为湿热或寒湿痢，予突出理气法的"痢下通治法"有较好疗效，说明理气法对湿邪或湿热、寒湿有祛除作用，并非只能"调气"以除"后重"。

2. 痰证之治，兼以行气

沈氏[3]指出，临床亦遇患者指出痰不在喉头而在深处（指喉以下），使哮喘不易平复。此时不仅用宣肺豁痰之药，如麻黄、前胡、桔梗、全瓜蒌等，且应加用利气力量较大的枳壳，如此能将深藏之痰推出。更有甚者，当哮喘持续发作数日夜，由于呼吸肌的疲劳，痰在深处不出，若按辨证之宣肺平喘药中加入枳壳之类，往往起到协助痰出喘平之功。

甄氏[4]临床中采用疏肝解郁法治疗1例哮喘患者获效，现介绍如下。

李某，女性，50岁，1989年5月诊。患者哮喘病史4年，每因情志不舒诱发，发作时均有呼吸困难，喘息不能平卧，大汗淋漓等症状，须经吸氧、静脉滴注氨茶碱、地塞米松等治疗可缓解。本次因情志不舒发作而来诊。诊见喉中有哮鸣音，呼吸气促困难，张口抬肩，鼻翼扇动，烦躁不安。舌质暗，苔薄白，脉弦滑。予疏肝解郁，降气平喘。

处方：

枳壳10g　　　乌药10g　　　柴胡10g　　　沉香粉（冲服）5g

杏仁10g　　　桑白皮10g　　川贝10g　　　莱菔子15g

麻黄4g　　　　紫菀10g　　　款冬花10g　　甘草10g

每日1剂水煎服。

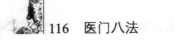

3 剂后哮喘发作停止，又继服 3 剂巩固疗效。

临床运用疏肝法治疗哮喘病，以疏导其郁滞的气机。只有肝之疏泄功能正常，气机才能调畅，使升降有度，气血冲和，阴平阳秘，人体健安。

按：上方痰气并重以治哮喘，治痰者自能祛痰，治气者既能行气，又能祛痰，可谓"气痰并治"。

3. 悬饮之治，兼以行气

基于悬饮的发病因素及病理症结，蔡氏[5]采用泻肺通络利水法，方选葶苈大枣泻肺汤合柴枳半夏汤化裁治疗该病，经治 10 余例除外肿瘤所致的胸腔积液患者，一般服 10 剂即愈。

处方：

葶苈子 15g	柴胡 12g	枳壳 12g	桔梗 12g
全瓜蒌 15g	夏枯草 15g	黄芩 15g	青皮 6g
杏仁 10g	冬瓜仁 30g	大枣 5 枚	

综观全方，治肺、治脾、治肝，从而达到"气行水亦行"的目的。

按：胸腔积液多属中医"悬饮"范畴。上方之疗效在于治气为主，兼以利水、散结（全瓜蒌、夏枯草能散结）。

（二）活血法治疗水湿、痰、饮在里

一般说来，活血化瘀法对缠绵难祛、犯及血分的病邪，常可兼而用之。

若病邪在表，或病邪易祛（如食积证），或未犯及血分，多不予活血化瘀法；若有活血化瘀法的禁忌证，则当忌用活血祛瘀法。

1. 水湿之治，兼以活血

验案一：

近年来活血化瘀法治疗急、慢性肾小球肾炎（下简称肾炎）已受到普遍重视，但多限于按辨证分型或久病后应用。曾氏[6]将活血化瘀法作为治疗肾炎的一条普遍意义的治则提出，以期强调在治疗肾炎治疗中的作用和地位。

消除水肿：常用益母草 30～40g，丹参 15g，于辨证方中收效良好。如小便短涩者，再加蟋蟀 20g，沉香 5g，水蛭 2g，共研细末，胶囊装盛，每服 6 粒，每日 2～3 次，有较好的利尿作用。

消除蛋白：用当归贝母苦参丸加参三七末和云南白药入辨证方中，其降尿蛋白疗效远较单纯辨证用药好。临床采用加云南白药 9g、田三七末 4.5g（均冲服），治疗慢性肾炎 47 例，治疗前 24 小时，尿蛋白定量平均为 4.7g，治疗后均有不同程度的降低，24 小时蛋白定量降至 0.5g 以内者有 13 例，降至 1g 以内者有 16 例，不同程度降低有 14 例，无效 4 例。说明活血化瘀药物本身具有一定的降蛋白作用，而且较之西药激素和免疫抑制药物具有疗效稳定、药力持久、副作用少等优点。

辨病用药：慢性肾炎用田七、云南白药、水蛭（等份研末胶囊盛装，3～5 粒，1 日 2～3 次）；误用、久用激素以及肾病型肾炎，用赤芍、牡丹皮、田七末和云南白药，其中田七治激素后反跳最为得力，它能使过低或过高的免疫反应恢复正常，且不干扰正常的免疫反应。笔者曾观察肾病型肾炎 14 例，为防止反跳，减撤激素前 15 日在辨证方中每次加田七末 2g，1 日 3 次，疗程约半年，停激素后仍在辨证方中继用 2～3 个月，停激素后 3 个月内反跳者只有 2 例。

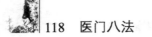

验案二：

《本草从新》记载：水蛭"治水肿、败毒"。

齐氏[7]用水蛭治疗慢性肾炎20例，其中普通型12例，高血压型6例，肾病综合征2例。20例均是用辨证方治疗1个月无效者，在原方基础上，再加服水蛭粉2~3g，1日2次，15天为1个疗程，一般服2~3个疗程，总有效率为82.6%。治疗前24小时尿蛋白定量平均为3.42g，治疗后平均为1.84g，治疗前后差异非常显著（$P<0.01$）。水蛭粉还有明显的利尿作用，14例伴有水肿者，治疗后9例完全消退，3例减轻，2例无效。其利尿、消蛋白作用一般在使用后7~10天最明显。

从而齐氏认为：①水蛭除具有破血、逐瘀、通经之功外，还有良好的利尿消肿、消蛋白尿之效。②口服水蛭十分安全。教科书中常用剂量1.5~5g太小，临床对水蛭的用量一般为6~15g，如用于心衰、心肌梗死病人有时高达30g（笔者注：为齐氏用量），未见明显毒副作用。③水蛭畏火怕炙，不可炙用或入煎剂，只需将水蛭晒干，研为细末即可服用，否则其效大减。④水蛭气味腥而难闻，个别患者服后有轻度恶心感，可加少许白酒装入胶囊内吞服，亦可饭后服用。孕妇慎服为佳，若需服用，最好在医生指导下使用。

按： 上述两案均是在辨证施治的基础上，酌配活血化瘀法，均取得了较好的疗效。由于两案所治未必伴有明显瘀血见症，未必有瘀血为祟，故活血祛瘀法之用，有瘀者旨在祛瘀，无瘀者旨在辅助祛除水湿。

验案三：

张氏[8]近年对4例急性黄疸型肝炎用常规清利湿热退黄不

佳，改用桃红四物汤或血府逐瘀为主配清热利湿取效。

葛某，男，26岁。患者20天前病黄疸，以急性黄疸性肝炎入住某医院，经西医常规、服中药清热利湿退黄治疗，1周前巩膜仍黄染。肝功能：II 24U/L，ZmTT 14U/L，GPT 128U/L。自动出院来诊。诊见：巩膜黄染色泽鲜明，胃脘部叩痛明显，精神、食纳尚可，舌脉未见异常，常法不效。予桃红四物汤合茵陈蒿汤化裁。

处方：

当归 10g	赤芍 10g	川芎 10g	生地黄 10g
桃仁 10g	红花 10g	丹参 15g	茵陈 30g
金钱草 30g	板蓝根 15g	车前子 12g	大黄 5g

3剂，水煎服。

5天后复诊，巩膜黄染减轻，胃脘部叩痛减轻，舌红苔薄，脉滑微数。前方加郁金、白术，再3剂。三诊巩膜微有黄染，余症已甚轻微。再方2剂，服后复查肝功正常，至今3年未复发。

于是，对黄疸患者，在清热利湿退黄中常加入生地黄、丹参、桃仁、红花之类凉血活血化瘀，继续观察52例，除5例服2～3剂后"疗效不显"自动中断治疗，余47例均于1个月内症状消失，肝功能恢复正常（因条件所限，患者一般25天左右查一次肝功能）。有12例服药第二日黄疸明显减退，腹痛减轻，食欲好转。年龄愈小，似疗效愈好，黄疸前期或巩膜黄染可疑时疗效亦较好。据此认为，治疗急性黄疸型肝炎配凉血化瘀药物是有效的，瘀血应是黄疸型肝炎的病机之一。

按：活血法主要适用于无出血见症，无出血倾向的阳黄；若有出血倾向，或已有出血见症，如齿衄、鼻衄、呕血、便血等，则当忌用活血法。

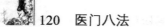

2. 痰证之治，兼以活血

痰证系因痰浊为祟，其痰常常缠绵难祛。近些年来，"痰瘀同源，痰瘀同治"之说，受到医者的广泛认同，运用颇多。

王氏[9]在辨证施治基础上，运用附子、桃仁、赤芍等温阳化瘀药，治疗哮喘反复，尤其于夜半发作者，每每速显疗效。

朱某，女，6岁。哮喘病史3年余，半年来发作3次，近2周来每于凌晨咳嗽，哮鸣气促，痰多白沫，多嚏，纳差，苔薄白腻，舌质淡，脉细滑。

辨证：素体阳虚，外邪引动伏痰，痰随气动，阻于气道，肺气壅塞，久之则痰瘀互结，宣肃之令难复。治法：温阳化瘀，宣肺化痰平喘。

处方：

炙麻黄 5g	桂枝 5g	细辛 3g	干姜 5g
半夏 10g	五味子 10g	炙甘草 5g	莱菔子 15g
黑附块（先煎）10g		桃杏仁（各）10g	
赤白芍（各）10g		苏子 10g	

3剂后，喘急已平，咳减痰白易咳。苔薄白腻，舌淡。气道已畅而痰湿未化，上方加川朴 5g，又3剂后遂愈。

3. 悬饮之治，兼以活血

悬饮之治，多予峻下，以攻逐水饮。亦可兼配活血化瘀法同祛饮邪。

周氏[10]用痰瘀同治法治疗结核性渗出性胸膜炎36例，多有效验。

第一方：百部15g，黄芩15g，半夏15g，全瓜蒌30g，葶苈子12g，白芥子10g，甘遂（煨）3g，大戟（煨）3g。儿童用量酌减。

第二方：在第一方内加穿山甲 10～15g，皂角刺 15g，川芎 10g，儿童用量酌减。日 1 剂，水煎服。

治疗效果：连服 6 剂而胸水不减者为无效。本组 36 例患者均系第一方连续服用 6 剂而胸水不减者。改用第二方治疗情况如下：①胸水液面在第 4、5 前肋间，9 例服用药 5 剂，胸水消失；7 例服药 4 剂，胸水消失。②胸水液面平第 4 前肋者，10 例服药 5 剂，胸水消失；8 例服用 6 剂，胸水消失。③胸水液面在第 2、3 前肋之间者服药 11 剂，胸水消失。④胸水液面在第 3 前肋下缘者 1 例，连续服用 6 剂而胸水不减，为无效。

本组病例均系在单纯采用祛痰逐饮药治疗无效，采取痰瘀同治的方法而取效的，究其原因，是由于痰瘀同源之故。

按：由上可知，活血化瘀法对缠绵难祛的水湿、痰、饮有较强的祛除作用。而食积发病非属缠绵难愈，一般不按"久病入血"考虑。

（三）化湿法治疗水湿、痰、饮在里

对于水湿（痰、饮）的治法，在化湿（痰、饮）的基础上，还增加了一个特别的治法：利水渗湿。

对于饮的治法，则把"化饮"的治法，改为"温饮"。如此而言，消法之中则无治饮之法，而在温法（并参考汗、吐、下法）中才有治饮之法。

当然，有人说消法之中亦有治饮之法，笔者认为是饮易夹痰，或者饮易夹水，故时常痰饮或水饮并治。实质乃为治饮与化痰、利水并治。

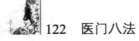

1. 利水渗湿法治疗水湿

值得注意的是，在消法中，唯独针对水湿在里，增加了一个特别的治法——利水渗湿（也可简称利水或利湿）。

利水渗湿（也可简称利水或利湿），可以说既是属下法，给邪出路；也可属消法，因其力较缓。综合而言，多数教材将其归属为消法。

验案一：

熊氏[11]采用单味滑石治疗产后尿潴留，多有效验。

治疗方法：取细滑石粉 50～60g，以沸水浸泡至水温适宜时，将其搅匀后稍作沉淀，取混浊药液 200～250mL，一次服下，视病情需要可每天服 1～2 次以上。

取滑石滑利之性，但利其小便，经治 30 例，除 1 例无效外，29 例均在 4 小时内排尿。标急解除后，缓则治其本，此法亦符合中医学"腑以通为补"的治疗原则。

按： 产后癃闭多以前窍受闭，小便不通为主要矛盾，利湿法具有通前窍、利小便的作用。

验案二：

刘氏等[12]选定一组方药组成清泻膀胱 1 号方（猪苓、茯苓各 15g，滑石 10g，防己 20g，车前子 15g，瞿麦 10g，天葵子 10g，白茅根 25g，黄柏 10g，川木通 15g，玄参 20g，牡丹皮 15g，桑白皮 15g，生地黄 30g，栀子 15g，大黄 9g）进行临床观察。52 名急性肾小球肾炎患者均符合中医膀胱实热证的典型临床表现（可见小便不通，小便赤涩或黄赤，外肾肿胀等。也可见神经系统异常症状，如头眩痛、烦躁、引饮等；运动系统的异常，如四肢气满、沉重等），所有患者统一服用清泻膀胱 1 号方 1 周

（1个疗程），所观察各项客观指标均在停止用药后第3天检测。

治疗结果：临床痊愈45例，占86.5%；显著好转4例，占7.6%；好转3例，占5.8%。

患者，男，44岁，1989年12月诊。因外出途中感寒，归家后周身沉重不适，四肢拘急，发热，咽肿痛，3日后眼睑水肿继发周身水肿，尿蛋白（+++），红细胞（++），颗粒管型1～2，血压24.0kPa，西医诊断为急性肾炎。转中医诊治。诊见：发热无汗，口渴心烦，咽肿痛，周身遍肿（面目、四肢阴囊为甚），尿少，色黄赤，便秘，舌质红，苔黄腻，脉滑数。患者时有头眩晕，腰酸背拘急，腹胀。

诊为中医水肿病，证属膀胱实热；治以清泻膀胱实热，通利水道，消肿利尿；方用清泻膀胱1号方。

处方：

猪苓15g	茯苓15g	滑石10g	防己20g
车前子15g	瞿麦10g	天葵子10g	白茅根25g
黄柏10g	木通15g	玄参20g	牡丹皮15g
桑白皮15g	生地黄30g	栀子15g	大黄9g

服药2剂后，周身微汗出而热退，尿量增多，水肿渐消，大便通利。7剂后，水肿尽消，尿色正常，头眩痛减轻。停药3天后查尿蛋白（-），尿红细胞（-），颗粒管型（-），血压16.00/9.33kPa，BUN 5.4mmol/L（疗前增至15.4mmol/L），Cr为87.4mmol/L（疗前增至244.8mmol/L）。出院1个月后复查，各项有关指标均在正常范围之内。

按：急性肾炎多属中医"阳水"范畴。利湿法主要适用于水肿不太甚，病情不甚严重的阳水；若水肿太甚，或病情严重，则非利湿法所宜，须随证治之。看到该案，笔者非常感慨，不得不

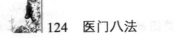

说，其示人以法（祛湿、清热、泻下），用药也可圈可点（祛湿之品用了9味，清热之品用了6味），值得医者重视。

验案三：

石氏[13]采用一味车前子治疗小儿腹泻200例，多有效验。

临床资料：病例年龄最大12岁，最小2个月。其中6岁以上小儿占65例，6岁以下幼儿占135例。

治疗方法：生车前子10g，水少许，将车前子倒入奶锅中煮沸至粥状，加少许葡萄糖，使之有甜味，让小儿顿服。必要时重复2次。适应证：小儿腹泻、婴幼儿秋季腹泻。

治疗结果：本组病例200例，其中12小时内止泻者98例，占49%，12～24小时止泻102例，占51%，总有效率为100%。200例中，无1例出现液脱气竭等恶化现象。

患儿，男，腹泻3天。解稀水样便，每日5～6次，量多，无恶心呕吐。纳差口渴，不思饮食，住院治疗迭进中西药，效果不显，面色㿠白，精神萎顿。舌淡苔薄白微腻。予车前子粥顿服。下午腹泻停止。

生车前子煮沸后成粥状，能留恋肠胃，利小便而实大便。一服即愈，药味简单，小儿易于接受，尤其治疗小儿秋季腹泻（水泻型），其效更殊，值得推广运用。

使用本方需注意，小儿脾常不足，使用本方应中病即止，尔后继以健脾之六君子丸或参苓白术散调理。

按：小儿水泻，一般说来病因病机不太复杂，多因湿胜脾虚，尤以湿邪最为突出。由于水泻时，体内的水湿不从前窍而出，反从后窍而出，既导致大便次数增多、粪质清稀如水样，又导致小便短少不利，若利小便，则小便通利，水湿复从前窍而出，大便的次数和性状多会复常，水泻乃止。

2. 利水渗湿法治疗水饮

对于夹水之饮，可以水饮并治。兹举一则属中医悬饮范畴的验案。

焦老[14]曾用椒目瓜蒌汤（《医醇义》）随症加减，治疗渗出性胸膜炎、胸腔积液数例，都取得了良好效果。

处方：

椒目 9g	全瓜蒌 30g	桑白皮 12g	葶苈子 9g
泽泻 12g	猪苓 15g	茯苓 15g	桂枝 4.5g
杏仁 9g	白蒺藜 9g	枳壳 9g	冬瓜皮 30g

车前子（包煎）12g

随症加减。

椒目（即花椒种子）味辛、苦，性寒，功能入肾行水，能利小便、消水肿、除水饮。常配合茯苓皮、大腹皮、槟榔、赤小豆、泽泻、木通等同用。

按：渗出性胸膜炎多属中医"悬饮"范畴。悬饮虽属"饮证"，以"饮"冠名，但其"饮"实指"水饮"，乃"水饮"互结。利水渗湿法善祛水湿、又能祛饮。

参考文献

[1]杨军.变法治水肿琐谈中医药研究，1996，（5）：48.

[2]孙松生.运用痢下通治法治疗痢疾200例.山东中医杂志，1996，15（6）：252.

[3]《中国内科专家经验文集》编写组.中国内科专家经验文集·支气管哮喘的中医治疗.沈阳：沈阳出版社，2001.

[4]甄东哲.哮喘治肝一得.中国民间疗法,2000,8（5）：23.

[5]蔡得远.泻肺通络利水法治悬饮.江西中医药,1997,28（3）：55.

[6]曾庆明.略论活血化瘀是治疗肾炎的重要法则.陕西中医,1999,20（3）：117.

[7]齐智勇.水蛭用于脑出血及慢性肾炎.中医杂志,1993,34（4）：197.

[8]张培峰.对急性黄疸型肝炎一些问题的探讨.上海中医药杂志,1995,（10）：18.

[9]王俊或.论温阳化瘀治哮喘.上海中医药杂志,1994,（9）：17.

[10]周辰.痰瘀同治法治疗结核性渗出性胸膜炎36例.中国中医药科技,1998,5（4）：265.

[11]熊新年.单味滑石粉治疗产后尿潴留.新中医,2001,33（7）：38.

[12]刘士敬.清泻膀胱法在治疗急性肾炎的运用.浙江中医学院学报,1996,20（6）：2.

[13]石维莲.一味车前子治疗小儿腹泻200例.中国新医药,2004,3（9）：94.

[14]焦淑德.用药心得十讲.北京：人民卫生出版社,2005：195.

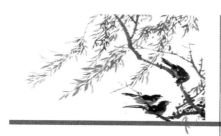

対于虚证，分为阳气虚、阴津血虚，包括：阳虚、气虚、阴津虚（即教材所云阴虚）、血虚。

笔者认为：教材所云阴虚，实际是指阴虚＋津液虚，因为纯粹的阴虚（即虚热）和纯粹的津液虚（即不偏寒热的燥）之间的界限不容易区分，教材便笼统地名之曰阴虚。但阴虚的笼统说法，容易让读者忽略其中包含津液虚，故本书以阴津虚来代替传统的阴虚笼统说法。假如本书单论阴虚则指不含津液虚的"虚热"。

第五章 补法

第五章 作品

对于阳虚和阴津虚（以及对应的补阳、补阴、润燥），传统教材的表述往往会令初学者深感混乱。

传统教材把对阳虚（即虚寒）的治法放在补阳、温里两个分散的章节。传统教材认为，补阳针对于狭义阳虚——肾阳虚；温里针对肾阳虚之外的阳虚。

传统教材把对阴津虚（即虚热、津液虚）的治法放在补阴、滋阴润燥两个分散的章节。传统教材认为：补阴津针对于狭义阴津虚——肝肾阴虚；滋阴润燥针对肝肾阴虚之外的阴津虚（如肺胃阴虚）。

为了方便学习者的理解和应用，本书的阳虚特指广义阳虚，既包括狭义阳虚——肾阳虚，也包括里寒之虚寒。故本书的补阳法为广义补阳，系指狭义补阳（即补肾阳）＋温里（特指温补里之虚寒）。

同样，本书的阴津虚特指广义阴津虚，既包括狭义阴虚——肝肾阴虚，也包括内燥——肺胃阴虚。笔者觉得教材把阴津虚按病位划分（阴津虚在肝肾，阴津虚在肺胃）固然亦可，但也可按病性划分（阴津虚有热即阴虚，阴津虚无热即津液虚），似乎更方便临床使用。故本书的补阴津法为广义补阴津，系指补阴（含清补）＋补津液。

补法作用简表

	阳虚	气虚	阴津虚	血虚
补阳法（含温补）	补阳虚	补气虚	补阴津虚	补血虚
补气法	—	补气虚	补阴津虚	补血虚
补阴津法（含清补）	补阳虚	—	补阴津虚	—
补血法	—	—	补阴津虚	补血虚

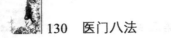

各类补法，按照应用的广泛程度排序，依次为：补阳法、补气法、补阴津法、补血法。

补阳应用范围最广，能够通治所有虚证。近年来火神派盛行，就是因为补阳（含温补）的治疗范围最为广泛。

补气的应用范围次之，能治除阳虚之外的其他虚证。

因为阳气为无形，阴津血为有形，无形（阳气）容易生有形（阴津血），有形（阴津血）难以生无形（阳气）。

相对而言，补阴津和补血则只能治疗一半的虚证。也就是说，补阴津能治阴津虚还能兼治阳虚；补血能治血虚还能兼治阴津虚。

中医有"阴阳互补"之说，阴津虚可以兼以补阳，阳虚（特指肾阳虚）可以兼以补阴津。如张景岳言："善补阴者，必于阳中求阴。"

中医有"津血同源"之说，但有趣的是，阴津虚可治以补血，而血虚却不能治以补阴津。

第一节　补法治疗阳虚在里

（一）补阳法治疗阳虚在里

温补法治阳虚在里已为医者所熟知。应当指出的是，温补法补益阳气的作用颇强，其他治法远不能及。

狭义补阳即补肾阳，此肾阳主要与藏精、发育生殖和纳气关系较密。肾阳虚每见面色苍白，形寒肢冷，腰膝酸痛，下肢软弱无力，小便不利，或小便频数，尿后余沥，少腹拘急，男子阳痿早泄，女子宫寒不孕，舌淡苔白，脉沉细，尺部尤甚等。肾阳虚病证有阳痿，不孕，虚劳，痿证，健忘，耳鸣，五迟，五软，肾不纳气，更年期综合征等。

1. 舌淡脉大常用附子

傅氏[1]临证，每遇体力不足、纳差腹胀、肢倦神疲、便溏尿清、舌淡白滑、脉虚大无力者，辄用六君子汤去半夏，加附子、干姜、当归、怀山药。盖此类患者乃脾胃阳气偏虚，胃主受纳，脾主运化，为气血生化之源，后天之本，饮食受纳、消化、吸收是脾胃阳气温运的结果，体力精神有赖脾胃阳气的充养。上方助阳益气，温而不燥，补而不腻，使升降功能恢复，健运不息。

王某，男，45岁，1968年2月4日诊。患者肢倦乏力，纳谷不香，稍多食即感腹部不舒，口淡不渴，便溏尿清长，并不耐劳作。脉虚大，按之无力，右关更甚；舌淡苔薄白而滑。

证属脾胃阳虚，寒湿中阻，运化无力；治宜温补中阳，祛逐寒湿。

处方：

附子 10g	干姜 10g	炒党参 10g	焦白术 10g
茯苓 10g	陈皮 5g	炙甘草 5g	砂仁 5g
厚朴 5g	生姜 5 片	大枣 3 枚	

服5剂后诸恙均减，唯胃纳尚欠佳。上方去厚朴、砂仁，加炒山楂、炒六曲各15g，鸡内金、炒谷芽、炒麦芽各10g。又5剂后告愈，嘱以六君子丸常服善后。

按：该案系脾胃阳虚，但虚寒不重，傅氏仍伍入附子而效果显著，说明凡脾胃阳虚，多可酌配附子，且能提高疗效。

脾胃阳虚之治，多治以温中散寒、补气健脾，理中丸（人参、干姜、甘草、白术）、附子理中丸为其代表方，理中丸用于虚寒较轻者，附子理中丸用于虚寒较重者。

此说是不是一成不变、不可逾越呢？吴荣祖指出："我们在临床上感觉到，如果中焦脾胃有寒湿，再用理中汤里面的白术、党参这一类补气之品会大大有碍于病的退却。那就要用四逆汤，用干姜斩关夺将，就一个四逆汤，远比用理中汤强得多，所以说'理中不中也，当以四逆汤补火生土'。这也是吴佩衡先生的一个观点。"可资借鉴。

2. 附子配温阳止汗法

《伤寒论》20 条云："太阳病，发汗遂漏不止，其人恶风，小便难，四肢微急，难以屈伸者，桂枝加附子汤主之。"本条为汗多阳虚营卫失和之证。张氏[2]临床观察，凡汗多恶寒属阳虚者，此方用之皆效。

验案：

一青年男性多年汗出恶寒，曾用中西药治疗均未收效，西医诊断为自主神经功能紊乱，来诊时值盛夏，就诊时汗出淋漓如洗，自述恶风甚剧，摸其手厥冷如冰，舌润口和，脉象缓无力。

辨证为营卫不和，汗出阳虚不固。

处方：

桂枝 15g　　白芍 15g　　甘草 10g　　生姜 15g
红枣 5 枚　　附子 15g

水煎服，日 1 剂。

初服 3 剂，汗出减少，全身稍有力。继用此方，附子加至30g，又进 3 剂，汗止大半，恶风亦大减。又嘱其继用此方不变，继服6剂，汗止手足转温已无恶寒之感，从而痊愈。

张氏临证治自汗证甚多，病者大多舌红苔干身热自汗，喜用当归六黄汤化裁，以清热滋阴固表，或配合甘麦大枣汤效甚佳。但其中部分病人夹有阳虚恶寒者，阴阳两虚寒热错杂，迁延不愈，于原方中（当归六黄汤）加入附子10~15g，寒热并用，进数剂后汗遂止，恶寒亦同时消失。附子助阳，与滋阴药配合，有阳升阴长之妙，阴阳和则自汗止。

按： 该案除存在营卫不和外，还存在阳气虚弱不能固摄汗液。故上方以桂枝汤调和营卫；以附子扶助阳气，固摄汗液。

3. 小便数

李氏[3]认为，肾主二便，少阴阳虚，寒水不化，小便不利，可用附子汤温肾益阳、健脾利水。若小便数，属下焦阳虚有寒不能制水，亦可用温补阳气而兼摄纳下焦之法。

验案：

王某，男，46岁，1965年10月诊。患者喜饮茶，平素小便量多。近因思考问题，烦劳过度，以致小便日行二十余次，量多，色清利。前医认为是尿崩证，用黄芪、山药类无效。诊见：面色黧黑，神情疲惫；口略作渴，不敢多饮，饮水稍多则小便数量更多；食欲一般，大便量少，数日一行，入夜梦寐不安，舌质淡红少苔，脉象细而无力。

仿《金匮要略》治男子治消渴病例，予八味地黄丸。服药2周后复诊，小便次数略减，余症同前。

肾主二便，小便量多，是病之症结在肾，正所谓"诸厥固泄，皆属于下。"下焦肾命阳虚有寒不能制水，致使脾液下溜，肺系失润，因而肺脾肾三脏皆出现病变。肾气丸似无大错，然丸药过缓，不足以抑制汩汩然不可止之暴发病。治法拟用温阳化气、崇土制水为主，而兼清润固摄之品。又予附子汤（茯苓换茯神）加麦冬、五味子、桑螵蛸、覆盆子、沙苑蒺藜。连服10剂，小便次数大减，诸症减轻，后以平调脾胃之药收功。

按： 该案患者的年龄虽不大，但随着社会老龄化的加剧，"小便数"的发病率将越来越高。该案小便频数，缩尿乏力，存在阳虚不能固摄尿液，故仅予补气缩尿疗效不显，后以补气、缩尿、扶阳并举，遂取得了较好疗效，足证扶助阳气有固摄尿液之功，值得医者重视。

4. 消渴[4]

宗某，女性，47岁，1983年3月诊。糖尿病史13年，于1975年、1981年2次住院治疗，症状有所改善。诊见：面色萎黄，全身乏力，善饥多食口渴多饮，尿频口甜，四肢逆冷，脉沉无力，舌苔白腻，舌质淡。

查空腹血糖17.54mmol/L（316mg/dL），尿糖（+++）。辨证为脾肾阳虚之证，急救其阳，予真武汤合四逆汤加减。

处方：

茯苓50g	白芍100g	白术50g	附子20g
干姜20g	桂枝50g	麻黄20g	

服上方2剂口渴大减，四肢得温，诸症改善。效不更方，又服4剂，查空腹血糖4.44mmol/L（80mg/dl），尿糖正常。后以金匮肾气丸口服1个月。随访3年未见病情复发。

按： 消渴以多以阴虚为本，常见阴虚见症。但也要注意：一些消渴还存在气虚或阳虚。不能一叶障目，把消渴和阴虚画等号。

（二）补阴津法治疗阳虚在里

《景岳全书》说："善补阳者，必于阴中求阳，则阳得阴助而生化无穷。"景岳此语，脍炙人口，医者皆知，临床亦广泛运用。

吉老[5]在治疗阳痿时，力倡肝肾不足、宗筋失养理论，据其理而组方，临床验证效佳。在治疗方面，以滋补肝肾、充养宗筋为法，以补阴（物质）为主，加以助阳（功能）之药，单纯壮阳补火，热必伤阴，无阴之物质基础，何得兴阳！

临床用药以女贞子30g，旱莲草10g，枸杞子10g，淫羊藿10g为基础方药，随症加味，每获良效。方中以二至丸滋补肝肾之阴；枸杞子为阴中之阳药，生精助阳，滋补肝肾，强阴益精；淫羊藿补肾助阳，意即"善补阴者，必于阳中求阴，则阴得阳升而源泉不竭"；四药均为滋补肝肾、充养宗筋之品。服法一般以水煎服，亦可根据患者之病情需要加入他药制成丸剂，以淡盐水送下，因食盐入肾滋阴，故以淡盐水滋助肾阴，加强药力。

验案：

陈某，37岁，1995年11月3日诊。阳事举而不坚，坚而不久已1年余。且有早泄，头晕，腰酸，耳如蝉鸣，手足心热，夜寐不和，多梦纷纭，舌苔薄白，质淡红，脉沉细弦。

证属肝肾两虚、宗筋失养之阳痿。治宜滋补肝肾，充养固摄。

处方：

女贞子30g　旱莲草10g　枸杞子10g　淫羊藿10g

五味子6g　炒续断10g　麦冬10g　怀山药30g

煅牡蛎30g

7剂，水煎服，日1剂。

二诊（1995年11月10日）：患者自述阳事举而不坚、早泄大为好转，稍有头晕、腰酸，余症消失。查：舌质稍淡，苔薄白，脉弦细。效不更方，守上方再进7剂，隔日1剂。

三诊（1995年11月25日）：患者欣然来告，阳事已能正常勃起，夫妻和谐如初。拟以上方做成蜜丸，每次10丸，每日服2次，予1个月量，以淡盐水送下而善后，并嘱节制房事。

按： 阳痿为患，多存在肾阳虚证，但要特别注意是否兼有肝肾阴虚。阳痿之治，常见补阳之治，吉良晨先生大声疾呼，提醒医家："单纯壮阳补火，热必伤阴，无阴之物质基础，何得兴阳？"

廖氏[6]认为，阳痿大概为多用脑力、恐惧不释、精神苦闷、思虑过度、心脾受损、累及阴精亏损、命门火弱。观近代人患阳痿者，水衰十居七八，而火衰寓于阴损及阳有之。

对于本病治疗应加劝慰，先着手开郁，疏肝解郁、养血柔肝，使之肝木条达，阴血不致暗耗。静以养血，宁心安神，使之心有所养、神有所舍，结合血肉温调之品滋补精血。应知本病治疗需要一个康复过程，以步步深入为好。

验案：

罗某，男，32岁。结婚8年，已有1男1女，由于性生活不协调，未经医生诊治，自行购买三鞭丸、威哥王数盒，阴茎由偶然不能勃起，变成经常不能勃起。诊见：头晕耳鸣，少寐多梦，腰酸膝软，口干，盗汗，一身怠软乏力，舌质红，苔少，脉弦细。

此乃为温热药劫阴所致肝肾阴亏、阴虚火旺之阳痿。患者要求服成药，故选用河车大造胶囊，每日口服3次，1次3粒，15日后复诊，痊愈。

此后，笔者在临床上，常以河车大造胶囊治阳痿为要药，如肾精亏损的阳痿及糖尿病所致阳痿，用此屡用屡效。

按：廖氏提出："观近代人患阳痿者，水衰十居七八，而火衰寓于阴损及阳有之。"值得注意的是，阳痿不仅有阳虚型（火衰），也有阴津虚型（水衰）。而且在阳虚型之中，还有"火衰寓于阴损及阳"类型。由此可知，阳虚之治，不能只考虑补阳，还要兼以补阴津，甚至以补阴精为主来治阳虚之证（阳虚由阴津虚而产生者）。由此，就能更好地理解并效仿其经验。

参考文献

［1］傅济生.傅梦商运用附子的经验.浙江中医杂志，1996，31（1）：2-3.

［2］张琪余.张琪临床经验辑要.北京：中国医药科技出版社，1998.

［3］李培生.附子汤的临床运用.湖北中医杂志，1980（5）：77.

［4］单书健.古今名医金鉴·消渴卷.北京：中国中医药出版社，2010.

［5］刘海平.吉良晨教授治疗阳痿的经验.北京中医，1996，（3）：7.

［6］廖金标.滋阴配阳治疗阳痿体会.实用中西医结合临床，2003，3（6）：44.

第二节　补法治疗气虚在里

（一）补阳法治疗气虚在里

气虚之治，自当补气。但对气虚较甚或予补气而效果不著的气虚在里，可酌配温法以扶阳益气。温补法除了针对寒证，还有"恢复机能沉衰"的力量（胡希恕语），故对脾气虚弱、盗汗、小便失禁、过敏性鼻炎等并无明显寒证表现的气虚在里病证或重证，亦可用温补法以"恢复机能沉衰"，改善气虚状态。

1. 诸虚百疾，不离附子

鲍某，女，75岁，1960年初春诊。患者年高体弱，饮食量少，不耐劳动，平时稍进油腻或生冷硬物即感胸脘痞满，经常头晕乏力。脉虚大无力，舌淡苔薄。前医用健脾和胃消食药为治，予参、苓、术、草、楂、曲、二芽、鸡内金之属，服药二十余剂，效果平平。

傅氏[1]根据阳生则阴长之理，予温脾阳以滋胃阴之法。

处方：

附子 5g	干姜 5g	陈皮 5g	炒党参 15g
怀山药 15g	生扁豆 15g	生地黄 15g	当归 10g
鸡内金 10g	冬瓜子 10g	生姜 3 片	

煎取三汁，先服第二汁，头汁与第三汁和匀分多次温服，以免脾虚运化不易。

服5剂后胃纳增加，精神好转。以上法稍事加减，连服1个月余，基本康复。为巩固疗效，嘱每天上午服补中益气丸，下午服金匮肾气丸，1年后健康胜昔。

傅氏认为，人体阳（气）常不足，阴（邪）常有余，因此临床常应用附子。不论气血阴阳诸虚，只要不是阳明燥热证和少阳肝胆湿热证，只要舌体润滑而无干红燥裂，不论舌质、舌苔如何，都主用或佐用附子以取效。尤其是沉疴痼疾，久服补益之剂无效，反见腹胀神倦便溏者，加适量附子以振奋阳气，疏通气血，则一阳来复，遍体皆春，故取效尤佳。

按：脾气虚弱之治，多治以补气健脾，四君子汤为其代表方。该案脾气虚弱较甚，但予补气健脾、和胃消食之剂未能奏功，继在此基础上增加附子、干姜而"基本康复"，说明温法能扶阳益气，故凡脾气虚弱，多可酌配温法。

2. 汗证

盗汗经久，形瘦胃呆，便溏不实，舌有薄苔，脉息虚软。为气阴两虚，当以培养。

处方：

黄芪皮 12g　　麻黄根 4.5g　　黄附片（先煎）9g

酸枣仁 12g　　朱茯苓 18g　　浮小麦 12g　　糯稻根 12g

生白术 12g　　红枣 5 枚　　碧桃干 5 枚　　砂仁（后下）6g

生牡蛎（先煎）60g　　　　陈蒲葵（包煎）30g

对于附子，徐小圃[2]先生一向主张早用重用，尤其汗出肢冷者，阳脱堪虞，非附子之类药物不能奏回阳之功。同时配以牡蛎、磁石等，又可监制附子刚燥之性。清·喻嘉言云："卫外之阳不固而自汗，则用芪附；脾中之阳遏郁而自汗，则用术附；肾中之阳浮游而自汗，则用参附。凡属阳虚自汗，不能舍三方为治。"徐氏临证不仅对于阳虚者固然重用附子，即使气阴两虚，亦寓温阳于益阴之中，通过临床实践扩大了附子的应用范围。

按：此案系气阴两虚盗汗，并无明显寒证表现，但徐氏在补气养阴止汗剂中酌配黄附片而收效良好，验证了附子应"早用重用，尤其汗出肢冷者，阳脱堪虞，非附子之类药物不能奏回阳之功"。

3. 老年张力性尿失禁

老年人由于子宫膀胱尿道支持组织萎缩，可出现张力性尿频、尿失禁。也有些患者是因生育期有产后尿失禁病史，后随产后身体康复而症状减轻或消失；在绝经后，由于子宫膀胱尿道支持组织萎缩而症状复现并加重；也有的患者并无妊娠分娩史，原无症状而于老年发生张力性尿频尿失禁。刘氏[3]报道，患者临床症状多为平时无尿频或遗尿，突然站起或有尿意但临厕尿液不能随意志控制而自行流出；或夜尿多，同样尿液自行流出。

验案：

王某，女，52岁，2003年1月8日诊。诉近4个月来，常有"急尿"，即脑子里不想"上厕所"这件事时，毫无尿意，但一站起来准备去厕所时，即要跑步前进，否则来不及。夜晚要起床小便2～3次，临厕即小腹胀，小便不能自控。已于3年前绝经，并在绝经前4年即在医生指导下服用六味地黄丸，且感觉效果很好，平素很少感冒，但自出现"急尿"症状后服用六味地黄丸也无效，故已停服六味地黄丸。诊见：面色有华，精神较好，无病容，舌质淡红，舌苔薄白，脉细两尺稍弱。

因其为高校教师，工作较为忙碌无法煎汤药，故给其开具浓缩桂附地黄丸，嘱每次服用30丸，早晚2次空腹温开水送服。因就诊时值寒冬，故又嘱其用生姜炖羊肉佐餐食用。

二诊（2003年1月29日）：按医嘱服完7瓶浓缩桂附地黄丸，并进食生姜炖羊肉1次，症状已缓解许多，夜尿次数明显减少，有时整晚都不用起床小便，临厕已无尿急，舌苔薄白，脉细。

因临近春节，仍处方予桂附地黄丸，服用方法及医嘱同前。半年后，该患者打电话告知症状已全部消失，为巩固疗效，嘱其减量（每次15～20丸，每日2次）继续服用。2004年偶遇该患者，述近1年余，尿失禁症状未再发，但每日服用桂附地黄丸1次，感觉精神、精力都不错，平素也很少感冒。

按：该案并无明显寒证表现（实寒或虚寒），但为何予桂附地黄丸扶助阳气？说明说明温补法除了针对寒证，还有"恢复机能沉衰"的力量，故有固摄尿液的作用。

4. 过敏性鼻炎

过敏性鼻炎轻重差异较大，轻者予祛除风邪、宣通肺气之剂多能取效，但对较重或顽固的过敏性鼻炎疗效不佳，此类鼻炎极易复发，不易根治，病程可达数年甚至数十年，其之所以如此，多因阳气的防御功能减弱，不能抵御风邪，易为风邪所侵，其治需扶助阳气、抵御风邪。温法能扶助阳气，抵御风邪，对较重或顽固的过敏性鼻炎，只要未伴实热，可酌配温法。

笔者患过敏性鼻炎多年，起初用西药如扑尔敏、盐酸萘甲唑林滴鼻液等，其后用呋麻滴鼻液、曲安奈德鼻喷雾剂等，效果良好，随着使用的增多，近期及远期效果均差，近几年更发作频繁，不足1个月甚至十天、半月即会发作（寒热虚实不明显），又并发慢性单纯性鼻炎，鼻甲亦肥大，鼻塞较甚，不堪其苦，乃遍试方药，终于摸索出有效的方法：

（1）过敏性鼻炎发作时，先用取嚏法取嚏以宣通肺气，继服麻黄附子细辛汤加味：麻黄10g，制附片（入药同煎，不先煎）10g，细辛6g，白芷10g，桃仁（捣）10g，红花10g，乳香10g，没药10g，三棱12g，莪术12g，穿山甲10g，鳖甲24g，僵蚕12g，枳实12g。若仅为过敏性鼻炎，只用前四味（以麻黄、细辛、白芷祛除风邪，宣通肺气；以制附片扶助阳气，抵御风邪），沸后半小时即可，1日1剂，连服2～3剂；若合并慢性单纯性鼻炎（主症：间歇、交替性鼻塞，多鼻涕，常为黏液性），则用前八味，沸后半小时即可，1日1剂，连服3～4剂；若同时还患有

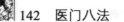

慢性肥厚性鼻炎（主症：鼻塞较重，鼻涕不多，为黏液性，不易搐出），则服全方，1剂煎2次，2日1剂，连服4~5剂或更多。

（2）若仅为过敏性鼻炎，服桂枝汤加制附片、黄芪亦可，剂量大抵为：桂枝24g，白芍24g，炙甘草12g，生姜24g，大枣24g，制附片30~45g（先煎0.5~1小时），黄芪24~100g（渐次递增），1剂煎2次，2日1剂。

比较起来，第一法效果尤其好。

慢性单纯性鼻炎加用桃红、乳没，慢性肥厚性鼻炎再加用三棱、莪术、穿山甲、鳖甲、僵蚕、枳实，系借鉴干老（祖望）[4]经验。

（二）补气法治疗气虚在里

补气法治气虚在里已为医者所熟知，遂略之。不过，要注意，补气法亦能同时兼治阴津血虚，故气阴两虚、气血两虚等亦可通过补气法来治疗。

1.反复呼吸道感染

人参五味子汤原方出自陈复正编订的《幼幼集成》一书。方由人参、白术、茯苓、五味子、麦冬、炙甘草、生姜、大枣八味药组成。应用中大部分患儿选用太子参代替人参，以避其燥；汗多者加糯稻根、浮小麦、龙骨、牡蛎；口干喜饮不思食，舌苔花剥者去白术加山药、玉竹、石斛、鸡内金、山楂；烦躁夜睡不宁者加独角金、象牙丝、白芍、龙齿；痰多纳呆苔白腻者加陈皮、法半夏；大便干结者加莱菔子、冬瓜仁、枳壳、每日1剂水煎服。

甄氏[5]对52例复感患儿在发病期按辨证施治给予中西药对

症治疗，未发病期则服人参五味子汤，每周服药 5 天停 2 天，2 个月为 1 个疗程。

治疗结果：显效 30 例，有效 18 例，无效 4 例，总有效率为 93%。

验案：

患儿，女，7 岁，1993 年底诊。患儿因反复感冒，平均每月因扁桃体炎发热 1 ~ 2 次，曾多方治疗并禁食一切燥热的食品，但仍反复发热咽痛。来诊时患儿面白唇红，咽红汗多，纳差，大便干，舌红苔花剥。

给予该方加味，服药当月无发热，随后继续服药 2 个疗程以巩固疗效。停药后已追踪观察半年，患儿已无须忌口，亦不易患感冒，疗效满意。

复感患儿按中医辨证具有肺脾气阴两虚的临床表现，肺脾两虚，表卫不固，气血生化无源，故易受外邪侵袭而发病，当治以培土生金法，选用人参五味子汤。《幼幼集成》曰："治久嗽脾虚，中气怯弱，面白㿠㿠唇白，此神方也。"脾土得补，肺气得养，卫外之气可随之而振壮，外邪难以入侵，发病自然减少。

2. 慢性疲劳综合征

人参归脾丸系归脾汤方，张氏[6]用人参归脾丸治疗慢性疲劳综合征，取得了令人满意的效果。

治疗方法：人参归脾丸，口服，1 丸／次，3 次／日，30 日为 1 个疗程。

验案：

张某，女，18 岁，1998 年 7 月 16 日诊。主诉：周身倦怠疲乏，体力难支 8 个月余，伴头晕，失眠多梦，注意力难以集

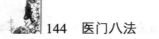

中，记忆力明显减退，对学习不感兴趣，意欲辍学。诊见：面色不华，精神萎靡，食少纳呆，饮食无味。月经后期，量少色淡，白带清稀量多。舌质淡嫩红，边有齿痕，苔薄白而滑，脉沉细无力。

诊断：慢性疲劳综合征。中医辨证：心脾两虚，气血不足。治以补益气血，健脾养心。予人参归脾丸，3 次 / 日，连服10 日。

二诊（1998 年 7 月 26 日）：服药后自觉睡眠大有好转，头晕、头痛、心烦减轻，食欲渐复，饮食渐进。舌质淡、苔薄白，脉细缓。续服人参归脾丸 20 日。

三诊（1998 年 8 月 15 日）：患者自觉精神振奋，精力充沛，面色红润，头晕、头痛完全消失，学习踏实，成绩进步，饮食、睡眠、起居正常，月经如期而至，色、质、量均正常，身体已无任何不适。舌质淡红而润，苔薄白微腻，脉细缓。嘱再服 1 个月以巩固疗效。

1999 年 8 月传来喜讯，考入西安交通大学。

虽然其病因病机尚未定论，张氏认为，导致慢性疲劳综合征的病因病机当责之于心脾，乃脾气虚弱，心血不足所致。治则当以健脾益气、补血养心为法，故用人参归脾丸以缓图治。

参考文献

［1］傅济生 . 傅梦商运用附子的经验 . 浙江中医杂志，1996，31（1）：2-3.

［2］陆鸿元 . 儿科名家徐小圃学术经验集 . 上海：上海中医药大学出版社，1998.

［3］刘春援 . 桂附地黄丸在老年病防治中的应用 . 江西中医药，2005，36（2）：45.

［4］干祖望．干祖望医书三种．济南：山东科学技术出版社，2008．

［5］甄穗清．人参五味子汤防治小儿反复呼吸道感染．实用医学杂志，1996，12（9）：623．

［6］张丽梅．人参归脾丸治疗慢性疲劳综合征26例．时珍国医国药杂志，2002，13（7）：423．

第三节　补法治疗阴津虚在里

（一）补阳法治疗阴津虚在里

1. 头晕

张某，女，34岁，1979年11月5日诊。自诉头晕失眠、口干烦躁已2年，血压波动于150～180/100～110mmHg。舌赤而干，苔薄白，脉象弦滑相兼。

脉症合参，此乃肝肾阴虚、肝阳上亢，治以育阴潜阳。

处方：

白芍30g	牡蛎30g	石决明30g	生地黄25g
麦冬13g	菊花15g	茵陈15g	泽泻20g
桑寄生30g			

水煎服。

服药3剂效果不显。乃于原方中加入附子5g，服1剂即感头目清，夜能入眠。再按原方服10剂，诸症大减，血压降至140/90mmHg。追访至1980年，症状及血压虽有明显反复，但血压波动范围很小，症状轻微。

阴虚阳亢，本当滋阴潜阳，若滥用助阳之剂，犹如火上浇油。但王老[1]（王德光老中医）认为，附子虽辛热助阳，若适当伍入滋阴潜阳剂中以反治之，不仅不会发生伤伤阴耗津之弊，反更能使阴柔之剂尽快回生阴津，起到阳生阴长的作用，比单用滋阴潜阳之剂更易收功。

按：本例即系一典型的阴虚阳亢证，毫无阳虚、阴寒之兆，但王老能"无者求之"，果断加用附子，故使疗效彰著。阴虚阳亢之治，自当滋阴潜阳。但温补法除了补阳之外，还有促生阴液之良能。世人往往忽略之，惜哉！

2. 脱水

霍乱、吐泻引起脱水，需要补液。郭氏[2]认为，吐泻伤阴，固然表现为明显的阴虚，其实阳也随之而虚，如手足冷、脉细弱，有时补阴反而增加腹泻，此时需要用附子理中，才是治本之策。

郭氏曾经治疗很多小儿暑热证，表现为喝水特多，小便特多，用清上温下法，效果非常好。清上用石膏、黄连、莲子心等，温下主要用附子。

按：脱水者阴津大亏，补阴法固能补阴津，但阴津不能速生，大剂补阴更有碍脾胃运化，而温补法（如附子理中）既能扶助阳气，又能促生阴津，还有助脾胃运化。阳气复则阴液不脱，脾胃运则阴液渐生。

此外，狭义补阳能补肾阳，而肾阳在生发的同时，肾阴亦在滋长，所谓"阳生阴长"（《素问·阴阳应象大论》）即寓此意。故补益肾阳能间接地补益肾阴，狭义补阳法遂能益肾阴，可用治肾阴亏虚甚或阴津亏虚病证。

3. 便秘

肉苁蓉不仅能补肾阳，也可补阴滋液。雍氏[3]认为，肉苁蓉补阳益肾、抗衰老，确较其他温阳药为优，且其质润肉厚味醇，多服久服无碍。李时珍谓肉苁蓉补而不峻，故有苁蓉之号、和缓之貌（《本草纲目·苁蓉》），此言甚当。早年仿叶天士法，曾以地黄饮子去桂附治疗脑血管意外后遗症，收到良好效果。近年来，又以单味肉苁蓉制成散剂（药用肉苁蓉500g，洗净晒干为末，每次服5g）治疗性功能减退、白细胞减少症、高血压、慢性胃炎和老年习惯性便秘等，疗效颇佳。以肉苁蓉单味制散，意在既便于总结疗效，又简便易服，更使药物能得到充分利用。肉苁蓉不仅补阳——阳和布护气斯充，亦用补阴——真阴濡布主之阳，故凡肾虚病人，苁蓉必用。

按：以单味苁蓉散治疗习惯性便秘"疗效颇佳"，而习惯性便秘多存在阴津虚或由阴津虚所致，说明苁蓉有较强的益阴润肠作用。

张氏[4]亦通过实验证明锁阳具有很好的润肠通便作用，其作用强度虽不及生肉苁蓉，但优于市售制肉苁蓉，而且售价仅为肉苁蓉的七分之一。因此，临床治疗老年虚弱及血虚津伤引起的肠燥便秘，可用锁阳代替肉苁蓉，亦能收到较好效果。

按：细究血虚津伤便秘可知，其以阴津亏虚为主要矛盾，因为单纯阴津亏虚即可导致便秘，而单纯血虚多不会导致便秘，血虚只有在累及阴津导致阴津亏虚的情况下，才会导致便秘，故血虚津伤便秘的治疗重在补阴。因此，肉苁蓉、锁阳之治血虚津伤便秘主要通过益阴润肠以起作用。

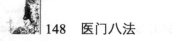

（二）补气法治疗阴津虚在里

补气法能促生阴津，故常用来治阴津虚在里病证，如消渴、干燥综合征、口干症、阴虚证等。

1.糖尿病

王氏[5]通过临床观察，认为脾虚也是糖尿病病机的根本，糖尿病从脾辨治，临床效果显著。

验案一：

李某，男，61岁。患消渴病9载，三消症状不明显，血糖高达18mmol/L，尿糖（++++），西药已用胰岛素治疗，每日36U。诊见：口干多饮，小溲频多，夜间为甚，消谷不著，形体疲倦，大便干结，舌暗红，苔黄燥，脉沉细。

证属中焦脾伤，脾精不摄；治以健脾益气，滋阴清热。

处方：

黄芪30g	白术20g	苍术30g	半夏10g
葛根20g	花粉15g	薏苡仁30g	山药30g
豆豉15g	栀子15g	地骨皮15g	

药进30余剂，诸症减轻，大便通畅，血糖降为8mmol/L，尿糖（+），停用胰岛素。上方继进，加用优降糖1次1片，再进2个月，诸症渐消，停用优降糖，给予薏苡仁、扁豆、玉米须、车前子、山药各30g，代粥饮，巩固疗效。

脾居于中焦，主运化升清，统摄血液，主肌肉四肢，为后天之本，气血津液生化之源。如果脾虚不能散精上输于肺，肺津无以输布，则口渴多饮；脾虚不能为胃行其津液，燥热内盛，消杀水谷，则消谷善饥；脾虚不能转输水谷精微，水谷精微随之下流，则多尿，尿有甜味；脾虚，水谷精微不能运输、布散而输送到全身，以营养五脏六腑、四肢百骸以及皮毛、筋肉等组织器官，则形体日渐消瘦，临床可见神疲气短、乏力、汗多，大便不实等气虚之象。

糖尿病以阴虚为本，燥热为标，滋阴清热为治疗糖尿病的根本大法，健脾益气燥湿也是本病不可少的治法之一。近代名医施今墨曾明确指出，消渴病的治疗除滋阴清热外，健脾益气实为关键的一环。

如葛根、花粉、地骨皮、沙参、麦冬、黄芪、太子参，甘平的山药、甘淡薏苡仁、扁豆亦属常用。对于脾为湿困者，当注意化湿不伤阴，养阴不恋湿，多用白术、苍术，此二药既能补气健脾、生津止渴，又能除湿，湿祛则脾阳伸展，有助于脾气的恢复。对于燥热明显者，应酌加石膏、知母、豆豉、栀子、黄连等，以清热养阴，正如王旭高曰："补藏阴为治本之缓图，清郁热为救阴之先着。"

验案二：

上海中医文献研究所华蓓苓先生撰《大剂芪参治消渴》一文，记述了陆仲安先生治疗胡适糖尿病经过及用药特色，然其方未及详记。后有健哉公手稿，其中录有陆仲安治胡适糖尿病一案[6]。

其记曰："胡适之先生患糖尿病，后患肾脏病，尿中含蛋白质，腿部肿痛，在经西医诊治无效，改至为中医治之。陆仲安先生处方如下：生黄芪四两，云苓三钱，泽泻三钱，木瓜三钱，西党参三两，酒炒黄芩三钱，法半夏三钱，杭白芍四钱，炒白术六钱，山萸肉六钱，三七三钱，甘草二钱，生姜二片。"

其方益气和血通络的治法，实为开近代活血化瘀治疗糖尿病之先河。全方量大而不杂，配方精当，疗效卓著，可谓匠心独

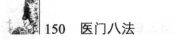

具，别树一帜。连一直崇洋的胡适先生亦不由赞之曰："何以有这样大的功效，如果化验的结果能使世界医药界渐渐了解中国药的真价值，这岂不是陆先生的大贡献吗？"

按： 该案虽脉症未详，但其系"消渴"，亦当以阴虚为本。上方伍以"大剂芪参"，补气法特别突出，且效果较好，当与补气法的益阴、补气作用有关。

2. 干燥综合征

干燥综合征性质属虚，各医家均以肝、肾、肺阴虚为主，张氏[7]治疗风湿免疫病多年，认为治疗该病脾虚不可忽视。脾为生化之源，生化气血津液，柔润九窍，四肢百骸。所以，治疗该病应重在健脾。健脾配以滋阴润燥、养血柔肝之法，疗效甚佳。

验案：

患者，女性，47岁，2002年4月7日诊。以两目干涩，饮食吞咽困难，腹部胀满，大便干燥2～3日一行，舌质红，少苔，脉弦细而数。曾在多家医院就诊，诊断为干燥综合征，经治疗不见缓解而来诊。

证属：脾气虚弱，虚火内蕴，灼伤津液；治宜：健脾滋阴润燥。

处方：

党参20g	茯苓20g	沙参20g	麦冬20g
生地黄20g	麻仁20g	陈皮15g	白术15g
扁豆15g	山药15g	石斛15g	郁李仁15g

6剂，水煎服。

服后两目干涩略减，烘热干燥减轻。仍干燥，伴有腹胀，时有后背酸痛，继用上方，加川楝子15g，羌活、葛根各20g，再进 12 剂，病情好转，大便日一行，口眼鼻干燥大减，进食顺畅。服用汤剂 60 余剂后，症状基本消失。嘱病人注意饮食有节，勿食辛辣，慎避风寒，以防复发。

按：该案阴亏较甚，脾虚不甚。上方补气与滋阴润燥并举，取得了较好的效果，说明补气法不独能补气健脾，还有益阴之功。

由于单纯"阴津虚"多不伴有明显气虚见症，故以补气法治疗"阴津虚在里"病证，不必拘泥于明显气虚见症。

（三）补阴津法治疗阴津虚在里

补阴津法，包含补阴（即清补）和补津液。补阴津法治阴津虚在里已为医者所熟知。但是，单纯的补阴津之法，对于阴津虚在里的疗效有时并不满意，这值得深究。对于阴津虚的病证，要格外注意阴津虚的来源，阴津虚由于实热等其他病证引发的居多，要注意兼治甚至主治之证。

1. 糖尿病

糖尿病虽然气阴两虚之证很常见，但往往单纯益气养阴效果不佳，尤其是血糖较难控制而不稳定者，此时要特别警惕隐藏在气虚阴虚背后的热。临床上最常见的是胃热、肠热、肺热、肝热，热耗气伤阴，扬汤止沸不若釜底抽薪，治疗的整体原则是有热必清。玉女煎之石膏、黄连配青黛、连翘清胃热；泻肺散、清气化痰丸之黄芩配石膏、桑白皮清肺热；当归芦荟丸配夏枯草、黄芩清肝热；增液承气汤清肠热；大柴胡汤清肝胃热并存，在此基础上酌用黄芪、太子参、南沙参、天花粉等益气养阴，配石榴皮、乌梅、白芍以敛气敛阴，往往收效甚捷。

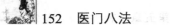

糖是甜味，可以直接对抗甜味的是苦味，可以中和甜味的是酸味。仝氏[8]提出，在降糖选方用药上要"苦酸制甜"，苦以三黄汤为基础，还可酌加龙胆草、苦参、山栀子等，酸药可选择乌梅、石榴皮、白芍、酸枣仁、山萸肉等。如果血糖高而体实，重用苦药，黄连可用6～9g，但服药时间不宜过长，一般不超过1个月。若病人有气阴两虚之易汗、皮肤潮，可重用酸收之药，敛气敛阴。

2. 干燥综合征

干燥综合征的病因病机虽错综复杂，但津亏液耗、阴虚燥热是其象，瘀、毒相互交结是本病的病理关键。正确认识本病病因病机将有利于对临床研究产生指导作用。

验案[9]：

李某，女，65岁。反复口干、眼干、多关节疼痛30年，加重半个月就诊。1975年始逐渐出现口干思饮、喜进流食，眼干，有异物感，哭时泪少，四肢关节疼痛，牙齿呈片状脱落，伴乏力，腰膝疲软，易急躁，便秘，舌质绛红，中有裂纹，无舌苔，脉弦细。

实验室检查：血沉：67mm/h，ANA（+），抗SSB（+）。双眼泪液流率均为0，角膜荧光染色阳性，唾液流率测定为0。

服中药汤剂（金银花、连翘、生地黄、丹参、当归、赤芍、蒲公英、豨莶草、穿心莲、白花蛇舌草、女贞子、旱莲草）3个月，口干眼干症状好转，复查血沉20mm/h，双眼泪液流率为5mm/h，唾液流率测定为3mL。

按： 该案阴亏较甚，兼有燥热。上方以金银花、连翘、生地黄、蒲公英、豨莶草、穿心莲、白花蛇舌草益阴津，清解燥热，生地黄兼能养阴；以女贞子、旱莲草补益阴津；以丹参、当归、赤芍活血祛瘀。

干燥综合征阴亏较甚，但往往单纯补阴效果不佳，其原因可能在于：治疗阴津虚，首先要治疗导致阴津虚的根源。

此外，能补益阴津者非只补阴法一法，在所有虚证中，只有"阴津虚证"可以使用所有各种补法。

3. 口干症

患者，女，40岁。患口干月余，自觉口中干燥少津，但不欲饮水，即使饮水也只能暂解，身体又无大碍，迭服养阴生津之剂如增液汤、益胃汤、六味地黄汤等效果不显，遂来就诊。诉除口干外，余无不适。查：舌边尖红，舌质干少津，苔少，脉细稍数。

诊为口干症；辨为阴津亏虚，兼有邪热；治以清热养阴。

处方：

金银花20g	连翘20g	石膏30g	知母20g
玄参20g	甘草6g	花粉20g	白茅根20g

水煎服，2日1剂。

共服2剂，口干基本痊愈。其后复发数次，予上法上方，1~2剂后即有明显效果。

按： 该案系笔者医院一宋姓医师所治，因其屡发屡治，屡治屡效，遂引之。口干症因阴津亏虚引起者，多治以养阴生津。该案津亏明显，邪热不甚，却主以清法。上方以金银花、连翘、石膏、知母、玄参、花粉益阴津，兼清邪热，玄参、花粉兼能养阴生津；以白茅根清热生津，甘草调和诸药。诸药合用，有较强的益阴生津、清解邪热作用，遂取得了较好的效果。

【附：补阴法治疗阳亢（阴虚阳盛）】

1. 急性热病

养阴法早见于《素问·四气调神大论》。春夏养阳，秋冬养阴，养阴就是侧重于滋补人体阴液之不足。纵观前人有关阴液之论述，多是肺胃之阴为津液，心脾之阴为营血，肝肾之阴为精髓，一旦人体出现某脏阴精不足之证，均当及时补之，可见丹溪提倡"阳常有余，阴常不足"之论，确有其独到之处矣。

在急性热病中，如阳明热盛，出现大热、大渴、大汗、脉洪大一派邪热亢盛火热伤津的证候，此时不必虑于滋阴过早、滞邪难解之说，急投以养阴之品，李氏[10]在临床中往往白虎汤中加麦冬、石斛、玉竹、花粉、芦根等，比单用白虎汤为佳。因为花粉、芦根虽列为清气分实热之药，但其护阴生津之力亦强，再加麦冬、石斛、玉竹滋补肺胃津液，对大热大渴之症颇有助益。所以，大热之病早期兼有护阴很有必要，故古人云："存得一分津液，便有一分生机。"曾有人认为专指温病后期伤阴劫液之时应用养阴法，其实不然，前人对外感之人设有加减葳蕤汤，解表兼护阴阴液，其理法可师。况阳明大热之证阳蒸阴耗，热若燎原，在清气分热中伍以养阴，既能固其本，又能清热邪，可谓标本兼治、滋阴降火之良法。

按：名医胡国栋先生曾云："在温热病的整个过程中，不管是哪个阶段，都应配合清热解毒的治法。其实古人对于这点早已有所认识。这从制方中就体现了出来。如银翘散、清营汤、黄连解毒汤、三黄石膏汤、清宫汤、牛黄清心丸、清瘟败毒饮、普济消毒饮、香薷饮、甘露消毒饮、神犀丹等，其组合多包含有清热解毒类药物。这也说明了这类汤方为什么效果较好。如不这样，病在气分单纯白虎、承气、栀豉等汤，笔者经验，疗效是差的。"再结合该案，说明"在清气分热中伍以养阴"，或配合清热解毒的治法，多能提高疗效。二说均系从临床中得来，值得重视。

2. 温热病

临床实践证明，绝大多数温热病在其他发展过程中可出现程度不同的耗阴现象。温热病大师叶天士指出："留得一分阴液，便有得一分生机。"因此，在治疗温热病时要注意保津养阴。保津养阴之法是治疗温热病的基本大法，须贯彻于温热病治疗的始终。

黄氏[11]根据温热病有热淫所胜、伤津耗阴等特点，治疗数十例温热病患者，无需输液法治疗，病人虽高热数日，临床无一例出现脱水现象。

验案：

高某，男，62岁，1992年9月10日诊。因寒战高热1周入院，入院时病人体温39.6℃，面色潮红，口唇微干，口渴欲饮，大便干结，小便黄赤，舌质红，苔薄黄，脉浮滑而数。

辨证为伏暑气分，兼阳明腑实证。诊断为秋温时疫。治以清气通腑，保津养阴。予白虎增液汤加味。

处方：

生石膏100g	知母15g	粳米15g	生甘草10g
玄参20g	生地黄30g	麦冬15g	金银花20g
连翘15g	大黄15g	芦根50g	

3剂后，热退，身凉，大便通，继以竹叶石膏汤调其后。

黄氏认为，保津养阴之法为中医补法的一种，凡在温热病过

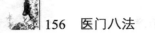

程中，无论病程早晚，病情轻重，只要出现伤津耗阴、阴液不足之象，均可应用或配合应用保津养阴之剂。对于危重病人，伤津耗阴明显者，当予大剂量给药，否则为杯水车薪，无济于事。采用白虎增液汤治疗温热病，就是保津养阴的一个代表方。

3. 急性扁桃体炎

程氏[12]采用滋阴泻火法治疗急性扁桃体炎 115 例，多有良效。

治疗方法：药物及剂量：生地黄 30g，玄参 24g，麦冬 30g，黄芩 15g，板蓝根 45g，牡丹皮 15g，白芍 15g，蝉蜕 15g，薄荷 6g，甘草 6g，山豆根 15g，桔梗 9g，牛蒡子 15g，荆芥 9g，浙贝 15g。以上为成人量，小儿剂量酌减。用法：每日 1 剂，水煎 2 次，调匀成 400mL 左右，分两 2 次温服，3 日为 1 个疗程，在用此药的同时不加其他任何药物。

治疗效果：服完 1 个疗程，本组 115 例，全部治愈。一般 1 剂退热，2 剂咽痛消失或基本消失，3 剂余症皆除。治疗中 5 例出现恶心，嘱患者 1 日剂量分 4～6 次服用后，减轻或消失，余未见不良反应。

按：急性扁桃体炎多属中医"急乳蛾"、"风热乳蛾"范畴，阳热较甚。上方在疏风清热、解毒利咽的常法基础上，配伍大剂养阴之品以制阳、补阴，既防治阴伤，又有助于阳热的退却。

4. 失眠

王氏[13]临床治疗失眠多例，体会到失眠的原因虽多，但以阳盛阴衰、阴阳失交者为多。盖从入寐的机制来说，白天人体阳气处于亢盛状态，入夜则阳气渐衰，阴气渐盛，阳入于阴则寐。

如《类证治裁·不寐》所说:"阳气自动而之静则寐,阴气自静而之动则寤;不寐者,病在阳不交阴也。"即无论何种原因造成人体阳气过亢,至夜不能入于阴分,或阴分不足,至夜不能固附阳气都可以引起失眠。

王氏拟"潜阳入阴安神方"以引阳入阴,治疗该类失眠,收效甚佳。

处方:

生龙骨 25g　　生牡蛎 25g　　代赭石 30g　　黄连 6g

生地黄 20g　　玄参 20g　　　远志 15g　　　炙五味子 10g

柏子仁 20g　　熟枣仁 20g　　夜交藤 30

若阴虚明显者,加入阿胶 10g、鸡子黄 1 只、白芍 10g;若火旺明显者,加用黄芩 10g、山栀 10g;若阳亢明显者,加入紫贝齿(先下)30g。

验案:

患者,女,46 岁,1993 年 12 月 11 日诊。病由邻里不睦,情志抑郁而至夜不成眠,反复发作 1 年余,屡治屡发,近 1 周旧恙复萌。甚则彻夜难眠,急躁易怒,五心烦热,口苦且干,饮水不多,头晕目涩,尿黄,大便 2 日一行,舌红少苔,脉细弦数。

此乃肝郁化火,肝阴不足,相火内扰,心神不宁为患。治当清肝泻火,育阴潜阳,拟潜阳入阴安神方加减主之。

药用:"潜阳入阴安神方"方加山栀 10g、白芍 10g、天花粉 15g,服用 7 剂。

二诊(12 月 18 日):诉诸症悉减,一夜能入睡 5 ~ 6 小时。予原方再服 7 剂,旧恙全释。随访 4 个月,未再复发。

按:该案为"肝郁化火",阴虚阳盛,而"心神不宁","潜阳入阴安神方"能"清肝泻火,育阴潜阳"安神。

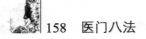

（四）补血法治疗阴津虚在里

虽说"津血同源，同荣同衰"，但补血可以治疗阴津虚，而补阴津却不能治疗血虚。

1. 老年便秘

赵绍琴教授[14]认为，血虚阴伤、大肠失润之证于临证最为多见，其脉细弦略数，舌淡苔薄，治宜养血益阴，方用四物汤，甚者合二至丸。赵老于临证之时对此类病人，亦常用当归一味50g浓煎频饮，其补血润燥之功甚捷。

按：血虚阴亏便秘以"阴亏"为主要矛盾，其治重在补阴，上述方药（包括四物汤、当归）主要通过"益阴"以起作用。

2. 药源性便秘

刘氏[15]临床应用熟地黄治疗药源性便秘120例，多有良效。

全部症例均系精神病人，服精神药物发生便秘即可入组，排除习惯性便秘及其他原因所致便秘。

治疗方法：熟地黄100g，煎浓液500mL，每日晚顿服，连服3天。服药期间不接受其他泻下药治疗。

治疗效果：有效（服药3天内有大便排出，便秘解除）112例，无效（服药后3天内无大便排出，便秘未能解除）8例。

副作用：接受治疗的120例病人中，仅有1例30岁未婚女性，发生短暂轻微腹痛，未见其他不良反应。

长期服用精神药物所致的药源性便秘患者临床较为常见，根据"便秘多为素体阴津亏虚，肠失濡养，无水不能行舟"的理论，选用熟地黄滋阴养血、益精填髓、补其虚润其燥，大剂量一次性顿服给药。一般是前一天晚上服用，第二天清晨能轻松排出咖啡色软便。

按：该案均是"服精神药物发生便秘"，多因阴津亏虚，肠失濡养，无水不能行舟。因多无明显血虚见症，故熟地黄主要通过益阴润肠以起作用，说明补血法确能益阴润肠。

由于单纯阴津虚多不伴有明显血虚见症，故以补血法治疗"阴津虚在里"病证，不必拘泥于明显血虚见症，只要存在阴津虚，又无补血法的禁忌证，即可酌情予用补血法。

参考文献

［1］王克勤．王德光老中医临床应用乌头附子的经验．黑龙江中医药，1985，（6）：1.

［2］郭天玲．附子应用的体会．中医杂志，1986，（10）：23.

［3］雍履平．老药新用话苁蓉．中医杂志，1989，（6）：57.

［4］张百舜．锁阳和肉苁蓉的通便作用比较．中医杂志，1991，（7）：39.

［5］王少平．健脾法辨治糖尿病体会．光明中医，2004，19（3）：15.

［6］阮崇武．陆仲安治愈胡适消渴案札记．上海中医药杂志，1994，（8）：1.

［7］张占铸．治疗干燥综合征重在健脾浅识．中医药学刊，2004，22（4）：703.

［8］仝小林．降糖心悟．中国医药学报，2004，19（1）：36.

［9］林翊萍．解毒化瘀法辨治干燥综合征探析．辽宁中医杂志，2005，32（9）：940.

［10］李盘瑞．养阴法临床运用一得．中医药研究，1998，14（2）：48.

［11］黄文曼．保津养阴大法在温热病中的运用．长春中医学院学报，1994，10（3）：13.

［12］程新来．滋阴泻火治疗急性扁桃体炎115例．实用中西医结合杂志，1994，7（4）：246.

［13］王穰．潜阳入阴治失眠．现代中西医结合杂志，2000，9（10）：933.

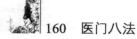
［14］赵绍琴．老年便秘证治．中医杂志，1985，（10）：4.

［15］刘兴国．熟地治疗药源性便秘120例疗效观察．中国民政医学杂志，1997，9（1）：30.

第四节　补法治疗血虚在里

（一）补阳法治疗血虚在里

1.脉弱舌红，少佐附子

一般说来，脉弱舌红主阴血不足，治宜养阴补血，而无须用附子。但傅氏[1]却谓只要看舌苔薄、舌淡红、润滑不干燥，在养阴补血的基础上少佐附子，能促使血分之药加快运化，消除凝滞而被完全吸收。如生地黄之寒凉、熟地黄之黏腻，得附子之温通，则寒凉而不致凝滞，黏腻而不致窒碍，补而不滞，服后不致有便溏纳呆之弊。又如以龟甲配附子，能引虚阳返窟宅，而发挥滋阴潜阳作用，远较配知母、黄柏之效为佳。

验案：

叶某，男，62岁，1970年诊。患者形体瘦弱，卧床已久，纳呆便少，小便淡黄，脉六部软弱无力，舌苔薄，质淡红而润滑。

前医以阴虚血少论治，屡进补血养阴之品效果不显。根据阴阳互根的原则，阳中求阴，仿右归饮意。药用附子、补骨脂、代代花各5g，明党参、制首乌、枸杞子、黄精、女贞子各10g，生扁豆、生谷芽、生麦芽各12g。服3剂后饮食渐增，精神好转，唯失眠多梦,脉舌如前。合酸枣仁汤再服十余剂(隔日服药),诸恙转安,能起床行走。为巩固疗效,嘱上午服补中益气丸,下午服金匮肾气丸。半年后体力大增,原来春天易感冒,亦转为不易感冒,冬季痰嗽宿疾,自此少发,即发亦轻。

按: 该案阴虚血少,先服补益之剂(内有附子),阴血渐复,"诸恙转安",继服补气、补阳剂,正气亦复,疗效巩固,说明正虚严重者,补阳法不可或缺。或:该案"阴虚血少",当予补阴补血或补气可谓医者皆知,但要更好地补益阴血,有时还需酌配温法,因为温法亦能补益阴血,该案即为其例。

2. 再生障碍性贫血

焦中华[2]主任医师从医30余载,在治疗血液病方面经验丰富,特别是重用附子治疗慢性再生障碍性贫血有独到之处。

验案:

患者,男,36岁,1993年5月31日诊。患者5岁时出现乏力、面黄、鼻衄、齿衄、肌衄,经化验血常规、骨髓象确诊为再障。用康力龙等中西药物治疗,病情曾一度改善。近3年因劳累、接触油漆,病情恶化,血红蛋白最低时20g/L,需每半个月输血400mL以维持生命,用康力龙等效果已不显。诊见:头晕,乏力,心悸,低热,齿衄,肌衄,舌淡苔黄厚,脉细弱。

血常规:血红蛋白40g/L,白细胞1.0×10^9/L,血小板17×10^9/L。骨髓检查:增生低下,红系、粒系增生均低下,非造血细胞占56%,未见巨核细胞。西医诊断为再障。中医诊断为髓劳。

辨证为(肾)阴阳两虚型;治以健脾补肾,益气养血。

处方:

生黄芪30g　　党参30g　　　淫羊藿20g　　仙鹤草24g

补骨脂 24g　　当归 12g　　白术 12g　　　阿胶（烊化）11g

茯苓 12g　　　女贞子 15g　旱莲草 15g　神曲 10g

炒麦芽 10g　　焦山栀 10g　丹参 20g

水煎服，日 1 剂。

用药 3 个月后出血症状消失，但血象改善不明显，仍需输血维持生命。

9 月 9 日在上方基础上加用附子 12g、肉桂 6g，药后无不良反应，后逐渐加大附子剂量，每周加用 6g，血红蛋白逐渐升高，最后附子剂量加至 120g，共服用 8 个月，病人症状消失，未出现中毒症状。查血红蛋白 101g/L，白细胞 3.2×10^9/L，血小板 33×10^9/L，网织红细胞 0.008，病情明显好转出院。

慢性再障分（肾）阴虚、（肾）阳虚及（肾）阴阳两虚三型辨证论治。根据"阴阳互根"、"孤阴不生"、"独阳不长"的理论，阳虚型应以助阳为主稍佐滋阴，阴阳两虚型应阴阳双补，只要无明显出血倾向即可用附子。以低热、手足心热、盗汗、出血等阴虚证候为主时，治以滋阴清热、凉血止血，不加助阳药，以免动血耗血。待出血停止后则逐渐减少清热凉血药的剂量，及时加入补阳药，选用温而不燥或血肉有情之品，如山茱萸、补骨脂、巴戟天、鹿茸等。若只是有低热、盗汗，无出血症状，治疗初始就宜滋阴兼以助阳。

附子应用需从小剂量开始，一般初用 6～12g，以后可以每周 3～6g 递增，发现有明显出血现象时应停用。处方中的附子应用冷水浸泡 2 小时，先煎 0.5～1 小时，无麻感后再加余药同煎，分 2 次服用。这样既能提高附子有效成分的煎出率，又能去其毒性。夏季应用附子要减量。

附子与肉桂合用补阳时，应配伍熟地黄、生地黄、旱莲草等滋阴味厚之品，使其温而不燥，甘温助阳。

按：慢性再障属中医"虚劳"、"血枯"、"血证"等范畴，存在严重的正气亏虚如血虚、气虚、阴虚或阳虚，其治遂需补益血、气、阴、阳。温法具有扶阳益气、促生阴血的作用。

（二）补气法治疗血虚在里

有形之血不能速生，无形之气能生有形之血，补气法治血虚在里已为医者所熟知，遂略之。

（三）补血法治疗血虚在里

补血法治血虚在里已为医者所熟知，遂略之。

参考文献

[1] 傅济生.傅梦商运用附子的经验.浙江中医杂志，1996，31（1）：2-3.
[2] 李芮.重用附子治疗再生障碍性贫血.山东中医杂志，1999，18（8）：377.

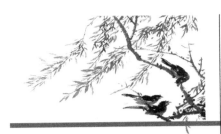

第六章 和法

和法又称和解法，为八法之一。笔者不赞同《伤寒明理论》之中认为和解法是专治邪在半表半里的一种方法："伤寒邪在表者，必渍形以为汗；邪在里者，必荡涤以为利；其于不内不外，半表半里，既非发汗之所宜，又非吐下之所对，是当和解则可矣。"如此立论，则大大缩小了和解治法的应用范围。

其实，和法乃是"寒热并用之谓和，补泻合剂之谓和，表里双解之谓和，平其亢厉之谓和。"(《广温疫论》)所以，笔者认为，和解乃是针对虚实错杂、寒热错杂、表里错杂等阴阳错杂病机而设，乃属于八法中泻法（汗、吐、下、消）、补法、温法、清法的组合体。和法明显有别于其他八法：和法不是一种独立的治法，而是几种治法的聚合。

从大法来说，和法无所属、所辖药物。八法除和法外，均有所属、所辖药物。如汗法辖有解表药，下法辖有泻下药。而唯独和法未辖有"和解药"，《中药学》和历代本草未列"和解药"。和法所用药物均散见于其他治法，为其他治法所辖。

和法完全靠其他治法体现。除和法外，运用八法中某法时，多是主以该法，侧重使用该法所辖药物。如使用汗法时，侧重使用发散药。而运用和法时，则必须借助其他治法，完全靠其他治法体现。

笔者在写作本书之时，经常和刘观涛先生交流、探讨，对于和法，他的观点和笔者有很多不谋而合之处。在此引用刘观涛先生未曾公开发表的一段文字：

虽然"虚实夹杂"为极其普遍的病性，实则泻之，虚则补之，临床上也好应对，但是必须注意的是：对于"虚实夹杂"所含病机和病机之间的关系，既可以是"因果"关系，也可以是没有或不见得必有因果关系的"并列"关系，甚至还可以是"两难"关系。

若是"因果"关系，治疗上只需要"治病求本"或"标本兼治"，如白虎加人参汤之治"实热＋气阴两虚"，增液承气汤之治"实热（已结）＋阴津虚"。

若是"并列"关系，则俗称"并病、合病"，治疗上只需要"合方"，如补阳还五汤之治"气虚＋血瘀"。

但倘若是"两难"关系，顾此失彼、左右为难，则治疗起来就颇为棘手，必须另辟蹊径，如以"和解"法而两顾之（不是权衡缓急轻重"两害相权取其轻"，而是要平等对待）。

所以，把"顾此失彼、左右为难"特别突出的虚实夹杂特例如少阳病、厥阴病单列出来，名之为"虚实错杂"，即此类病症与一般的虚实夹杂病症有着明显不同，如果稍不小心，就容易酿成大错！

其实，很多教材上把"虚实夹杂"和"虚实错杂"列为同义词，甚至认为是一个词的不同说法，笔者之所以用"虚实错杂"来指代少阳病、厥阴病，并非玩单纯的文字游戏，而是在语重心长地突出一个"错"字，给临床者一个文字上的警醒！

那么，少阳病、厥阴病的"虚实错杂"与普通的"虚实夹杂"有何差异？

在治疗虚实夹杂时，笔者把治病大法之和法，界定为治疗特殊的"虚实夹杂"即"虚实错杂"类病证，也就是治疗"顾此失彼、左右为难"的特殊情况。少阳病、厥阴病和普通的"虚实夹杂"情况就有了分别。

其他虚实夹杂证的多重病机多属于"因果"关系、"并列"关系，如白虎加人参汤证、增液承气汤证、补阳还五汤证等，已如前述；而少阳病和厥阴病作为虚实错杂证，其多重病机则属于"两难"关系，如少阳病（小柴胡汤证）若单纯解表清里或单纯扶正，病证多不会减轻。换言之，倘若治疗普通的虚实夹杂证，单用治实或单用治虚之法，或许可以取得一半的疗效，如白虎加人参汤证不用人参、补阳还五汤证不用黄芪，多可取得一定疗效。而治疗特殊的虚实夹杂证即少阳病、厥阴病，倘若单用治实或单用治虚之法，则不但不能取得一半的疗效，还往往因为顾此失彼而导致病情有所加重。可见，特殊的虚实夹杂证即少阳病、厥阴病，在病机和治疗上与一般的虚实夹杂证不同。基于这种临床现况，才必须把虚实错杂的少阳病、厥阴病，从普通的虚实夹杂的阳明病与太阴病、少阴病的组合中单列出来。

至于少阳病和厥阴病的区分，通常在临床上把"实热或气滞在半表半里"称为少阳病，如小柴胡汤证、四逆散证；而把除了少阳病之外的其他虚实错杂证称为厥阴病，如逍遥散证、半夏泻心汤证、柴胡桂枝干姜汤证、当归四逆汤证等。

笔者对和法的具体分析如下：

（一）和解少阳法

运用和解少阳法时，完全靠解表法（汗法）、清法、补气法来体现和解之意。

和解少阳法是根据邪在少阳、枢机不利的病机拟定的治法，适用于少阳病。少阳为六经之一，居半表半里之间，为三阳之枢。邪犯少阳多徘徊于半表半里之间，其邪或趋于表，或趋于里，趋于表时其邪为表邪，趋于里时其邪多属里热。趋表之邪与正气相争，则见往来寒热；趋里之热犯及少阳、胃腑，少阳经气不利，则见胸胁苦满、口苦咽干、心烦、目眩；胃腑失运，纳降失职，则见不欲饮食、喜呕；正邪相持，则邪气既不能出表，亦不能入里；邪未入里，故舌苔薄白。

其治若单以解表则趋里之热不去，单以清里则趋表之邪不去，并且，其邪之所以居于少阳，既不出于表，亦不入于里，乃因正邪相持，正气既不能鼓邪外出，邪气亦不能出表入里。因此，少阳病之治，既需用解表法以祛趋表之邪，又需用清法以清趋里之热，还需配补气法以鼓舞正气。

和解少阳法的代表方小柴胡汤以柴胡、生姜发汗发散以祛趋表之邪；以黄芩清解趋里之热；以人参（党参）、大枣、炙甘草补气，甘草兼能调和诸药；以生姜、半夏和胃降逆止呕。诸药合用，既祛趋表之邪，又清趋里之热，又能补气扶正，邪去正复则少阳枢机自利，病症乃愈。

（二）调和肝脾法

调和肝脾法的代表方逍遥散（当归、白芍、茯苓、白术、炙甘草、柴胡、薄荷、生姜）是补血、补气、汗法（柴胡、薄荷、生姜）的聚合，其汗法（柴胡、薄荷、生姜）旨在疏肝解郁。由于柴胡、薄荷、生姜均能行气（生姜能温里，可属温里药，而温里法能行气，参见第七章温法），并且，能行气者即能疏肝解郁，所谓"木郁达之"（《素问·六元正纪大论》）、"但使气得通行皆谓之达"（《类经》）即寓此意，故逍遥散其实是补血、补气、理气法的聚合。

逍遥散用柴胡、薄荷、生姜（汗法）来疏肝解郁，是不是汗法亦有疏肝的作用？如果有，其理论依据何在？可否广泛用于"肝郁"病证？笔者久思不得其解，乃提出之。

（三）调和寒热法（调和肠胃法）

调和寒热法的代表方半夏泻心汤（半夏、干姜、黄芩、黄连、人参、大枣、炙甘草）主要是温法、清法、补气法的聚合。

此外，表里双解法也属于广义的和法，代表方如防风通圣散。主要是汗法、下法、清法的聚合。

总之，和法不是一种独立的治法，完全靠其他治法体现，是几种治法的聚合。当然，并非几种治法聚合即是和法，如清法与补气法合用的白虎加人参汤、补阴与泻下合用的增液承气汤、补气与活血合用的补阳还五汤，以及非顾此失彼型虚实夹杂证，都不是和法。本章对和法不深入论述。

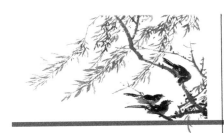

对于温法和清法，传统教材一般归入温里剂和清热剂。值得注意的是，教材中的温里剂虽然多温补作用（补阳虚或虚寒），但也可同时有温泻作用（散寒或祛寒）。也就是说，温法既可以治疗虚寒（阳虚），也可以治疗实寒（阴盛）。

第七章 温法

一般说来，温法之温泻、温补作用常常浑然不分。

教材中的清热剂，则只有清实热作用而无清虚热（补阴）作用。清热剂里的清虚热，实质并非针对单纯虚热，而是针对实热与虚热之错杂，包含虚热，但也包含实热。

为了让读者更全面、清晰地掌握温法和清法，特别提醒读者：

温法、清法，既可以在里，也可以在表，在表则是解表剂的辛温解表、辛凉解表。

温法、清法，既可以针对实证（其中，实结可用温下、寒下），也可针对虚证。

本章把温法、清法针对虚证的温补、清补，放入到补法的补阳、补阴章节集中论述。而温法、清法针对实证的论述，在汗法、吐下法、消法章节中曾有所提及，在本书最后，仍然单列出来集中论述。

事实上，温法的应用范围要远超清法。因为温法不仅仅能够具有治疗寒证（泻实寒、补虚寒）的特性，还有振奋机能（助力补泻，表里皆可）、通畅发散的特性。

对于气滞、血瘀、水湿痰饮的治疗，多用温法，而少用清法，是因为：清法：寒性凝滞收引，易致气滞、血瘀、水湿痰饮；温法：热性通畅发散，易散气滞、血瘀、水湿痰饮。

表证类

对于风寒、风热、风邪、风水或风湿，可分别用辛温解表、辛凉解表、疏散外风、祛风胜湿来治疗。但是，辛温解表不仅仅用于风寒，还可以广泛应用于所有表证。因为辛温乃是解表的基础，此时的"温"不仅具有温热特性，更具有通畅发散特性。

故辛凉解表、疏散外风、祛风胜湿，都以辛温解表的"通畅发散"为基础，再分别配以清热、疏风、祛湿之品。

那么，辛凉解表法是否亦可与辛温解表法势均力敌、平分秋色呢？

笔者以为，辛凉解表法发散解表作用较逊，因为温行寒凝，故辛凉解表法的解表作用远不如辛温解表法广泛。

第一节　温法治疗实寒在表、实热在表（实平在表）

（一）欲解风寒，主以辛温

1. 小儿急性上呼吸道感染

对于本病的认识，中医认为风寒为本，发热咳嗽为标。故治疗时切忌因为是病毒感染性疾病，而妄投苦寒之剂，更不可因为发热热度较高去冰伏邪气，阻挡寒邪外达去路。其辨证正如《伤寒论》所说："太阳与阳明合病，喘而胸满者，不可下。""小便清者，知不在里。"

根据《素问·阴阳应象大论》"善治者治其皮毛"、"其在皮者，汗而发之"和《伤寒论》"脉浮者病在表，可发汗"等记载，此证的治疗原则是辛温发汗法。具体的治法是辛温解表、宣肺平喘止咳以辛散祛邪。处方选用三拗汤合荆防败毒散加减。

苏氏[1]在上述理论指导下，近年来治疗本证时，辨证并规范用药，初步观察了 815 例急性上呼吸道病毒性感染的患儿，疗效十分理想，显示了中医药治疗本病的作用。在服药的方法上也遵循《伤寒论》所示："若不汗，后服小促其间。"即小剂量多次服药，缩短服药时间。通过中药治疗，能在 24 小时内显效，72 小时内痊愈，临床疗效达 92%。

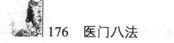

2. 小儿发热

陈氏[2]临床采用辛温法治疗小儿发热 110 例，取得了较好的疗效。

临床症状：在 110 例患儿中，除具发热主症外，并见恶寒无汗，面浮红，鼻塞流涕，咳嗽咽痛，思饮或不思饮，腹胀纳呆，大便溏或结，舌苔薄白或白腻，舌质淡红或红，脉浮紧，小滑，指纹浮红，多布风关。

治法：以葛根汤为主方。1 周岁以下者，予葛根 10g，麻黄 3g，桂枝 6g，芍药 6g，大枣 1 枚，生姜 3g，甘草 3g。1～7 岁者予葛根 10～15g，麻黄 3～6g，桂枝 6～10g，芍药 6～10g，大枣 3 枚，生姜 5g，甘草 3g。7～15 岁者予葛根 15g，麻黄 6g，桂枝 10g，芍药 10g，大枣 3 枚，生姜 5g，甘草 3g。另根据患儿兼症多寡（肺咳或胃肠症）辅以副方，即《和剂局方》二陈汤、平胃散。

治疗结果：110 例患儿病例中，服 1 剂体温降至正常者 66 例，占 60%；服 2 剂体温降至正常者 43 例，占 39%；服 3 剂体温降至正常者 1 例，占 0.9%；平均服药 1.4 剂。

验案：

佟某，男 4 岁，发热 8 天。曾用抗生素解热不效。诊见：体温 38.5℃，无汗咳逆，头痛纳呆，大便四日未解，舌淡苔白腻，脉浮。

予给葛根汤主方，佐二陈汤加苍术。先日服方 1 剂，得微汗，体温降至 37.5℃。翌日再服 1 剂，大便 1 次，量多气臭，体温 36.6℃。

陈氏指出，小儿因伤寒而发热就诊者门诊常见，故葛根汤用于小儿外感发热的治疗是可取的。由于一般习惯认为，表证之热以表热为多，表寒为少，故辛温解表少用，而陈氏认为表寒常见，故辛温常用。

按：实寒在表（风寒表证）当主以辛温解表法，可谓医者皆知。笔者之所以论之、引之，乃因对表证发热，医者多喜用辛凉，惧用辛温，此现象甚为普遍，几为常规。当然，实寒在表有可能兼有里热，或很快化热变为风热，或传变为实热在里。

（二）速解风热，须配辛温

风热表证（实热在表）之治，自叶天士、吴鞠通以降，多主以辛凉解表法，酌配清热之品，习称为"辛凉清解"，百余年来，几为常规。

其实，风热表证之治，仅予上法，不一定能够充分发挥解表法解表祛邪作用，由于辛温解表法在发散解表方面较辛凉解表法的力量更强，若在辛凉清解的基础上再配以辛温之品，岂不亦是另一种力量更强的辛凉解表吗？临床所见亦是如此。

验案：

患者，某男，29岁，因发热及全身不适2天来诊。诉发热，微恶风寒，鼻塞流黄浊涕，口干欲饮，无汗，头痛，身痛，吞咽时感咽痛，苔微黄，脉浮数，已服中药1剂及一些西药，效果不著。查诊见：体温38.8℃，咽不充血，扁桃体不大。

此系风热表证，法宜解表清热，但观其所服方药，系银翘散加大青叶、板蓝根，亦是解表清热之剂，并且是辛凉清解名方，却效果不著，思其原因，可能系解表之力不强。

乃在原方的基础上加羌活、苏叶、防风各12g，嘱泡15分钟后轻煎（沸后8~9分钟即可），少量多次，频频热服，并覆被安卧，多喝热开水。

第2天，患者复至，诉昨日服药后3小时许，全身微汗，发热即退，全身轻快，夜间体温亦未复升。并云：因工作关系，天天需骑车外出，时冒风雨，近几年每年都要感冒四五次，虽经休息及迭用中西药，发热都要三四天才能完全退去，常常是发热见退，夜间又复升，反反复复，像这次退热迅速而夜间又未复升的情况很少。今日稍感头痛不适，鼻时塞，体温37.0℃，继予上方1剂，以巩固疗效，并嘱轻煎，不必助汗。其后患者又因风热表证来诊多次，亦予上法上方，每次均能获速效。

（三）各型感冒，酌配麻黄

感冒是最常见的表证性疾患，虽有风寒风热之分、夹暑夹湿之别，但各型感冒在辨证给药的同时，多可酌加麻黄，多能提高疗效。

常氏[3]治感冒，常以银翘散加麻黄主治之。不论风寒、风热，俱以之为基础方，随其证之寒热所偏而化裁出入。如感冒初期倾向尚不明朗，或热象不著，用银翘散酌加麻黄3～5g可也；若表而偏热，方用银翘散加麻黄3～5g大青叶、板蓝根各30g；若表证明显，热象亦著，或为寒包火，证见恶寒发热、寒热俱重、无汗、头痛身痛、咽红而痛、口渴心烦、鼻塞流涕、舌边尖红、苔薄白或黄、脉浮紧数等，治以解表宣肺，清热解毒，可用银翘散加麻黄6～10g，石膏、大青叶、板蓝根各30g；若表而偏寒，用银翘散去薄荷、牛蒡子、芦根、竹叶，加麻黄10g，甚者酌加桂枝6～10g。保留银翘之意不在清热，乃取其解毒之长也。重用麻黄辛温解表，与荆芥、豆豉之辛散发表药相伍，遂变辛凉平剂为辛温解表之方，兼能解毒。小儿则必随症配蝉蜕一味，乃以其镇静作用拮抗麻黄之兴奋之弊也。至于夏季感受寒湿，恶寒无汗，头痛而重，则以银翘散加香薷以代麻黄。

验案：

吴某，女，10 岁，1992 年 10 月 11 日诊。昨因气温骤降，衣着失当，今日突发寒热。测体温 38℃，头痛鼻塞，流清涕，咳嗽咽痒，咽部稍红而不痛，舌边尖稍红，苔薄白，脉浮。

此案属外感风邪，客于肺卫，寒热倾向尚不明朗。治以辛平疏解。

处方：

金银花 10g	连翘 10g	麻黄 4g	杏仁 6g
蝉蜕 6g	大力子 6g	荆芥 6g	薄荷 6g
苍耳子 6g	桔梗 6g	甘草 6g	

服上方 2 剂后，寒热、头痛消失，仍稍有咳嗽。前方去荆芥、薄荷、苍耳子，加前胡 10g，鱼腥草 15g，胖大海、浙贝各 6g。继服 2 剂而安。

按：银翘散加麻黄法系晚清医家张子培首倡，其在《春温三字诀·附方》论述银翘散时说："按此症初起，予用此方，每加麻黄一二钱，功效倍捷，但三四日后，舌变红黄，则不可用矣。"

笔者以为，凡表证发热，勿问寒热兼夹，只要不是急性化脓性扁桃体炎或严重疾病所致，即立辛温解表法。具体来说：

（1）实寒在表，可径用或主用辛温解表法。①轻者可用适量生姜、葱白、红糖水煎，煎至辛味大出即可。②较重者可酌选四五味辛温解表药以组方，如荆芥、防风、羌活、苏叶、生姜、葱白、麻黄、细辛、桂枝、香薷、藁本、白芷等，前四味在所必用，以下各型亦必用，剂量可用 9～12g，小儿酌减。若用麻黄量宜轻，勿与桂枝同用。方如荆防败毒散、九味羌活汤、九味香苏散等。③重者可用麻黄汤加生姜、葱白、淡豆豉等，或用葛根汤加减。凡发热症状较甚，可酌加三四味清热之品，如大青叶、板蓝根、蒲公英、贯众、蚤休、黄芩、栀子、败酱草等；若发热症状不甚，可不加清热之品。

（2）实热在表，可首选四五味辛温解表之品，再酌加二三味辛凉解表药。如柴胡、薄荷、葛根、桑叶、菊花、牛蒡子、蝉蜕等，再酌加三四味清热之品，如金银花、连翘、蒲公英、紫花地丁、野菊花、大青叶、板蓝根、贯众、鱼腥草、金荞麦、黄芩、栀子、芦根等，方如荆防银翘汤。如此组合，不用生石膏亦多能较快退热。

（3）风湿在表，可首选四五味辛温解表之品，再酌加三四味化湿之品，如藿香、佩兰、苍术、厚朴、陈皮、薏苡仁、白豆蔻等，若发热症状较甚，可酌加清热之品。此外，夹暑（湿）者，即"风寒＋里热或里湿热"，症见发热，微恶风寒，头胀重，胸脘痞闷，心烦，舌苔黄腻，可首选四五味辛温解表之品，但用量宜轻勿重，3～5g即可，再酌加化湿之品，如香薷、藿香、扁豆花、厚朴、佩兰、陈皮、薏苡仁、六一散、通草、半夏等，再酌配三四味清热解暑之品，如金银花、连翘、大青叶、黄芩、西瓜皮、芦根、竹叶、丝瓜络等。

笔者究治法自汗法始，于汗法颇有心得。以上法组方，再适当助汗（此点很重要），即：汤药少量频服、热服，与服热饮，覆被安卧，避风寒，对表证发热多能获速效，热退后多不复升。

上法简约，易于掌握，既有较好的实效，于理亦通，似可推而广之，然书多不载，医者多不用，退热良法未成常规，引为憾事。

参考文献

［1］苏学卿.汗法治疗小儿急性上呼吸道病毒感染探讨.四川中医，1994，
　　（10）：17.

［2］陈菊仙，主治.吴荣祖，整理.葛根汤治疗小儿发热110例.云南中医
　　杂志，1987，（2）：35.

［3］盛京.银翘散加麻黄治疗感冒.四川中医，1994，（8）：29.

第二节　温法治疗气滞在表、血瘀在表

见汗法章节。

第三节　温法治疗水湿在表

见汗法章节。

里证类

第一节 温法治疗实寒在里

温泻法治疗实寒在里，已为医者所熟知，故略之。

第二节 温法治疗实热在里

按常规认识，温法不适合治疗热证，正如清法不能治疗寒证。但因为温法还有振奋机能（助力补泻，表里皆可）特性，故可治疗机能衰退型的实热在里。

温法治疗实热在里的情况大抵包括两类：一类为阳气不足而罹实热，此类患者存在明显阳虚见症；一类为阳气郁遏不振，不能抗邪，此类患者多无明显阳虚见症。

1. 高热

《素问·至真要大论》曰："微者逆之，甚者从之……逆者正治，从者反治，从多从少观其事也。"外感热病，特别是高热日久不退的患者在治疗中往往是见热治热，过用寒凉药使机体阳气被遏，以至阳气不振，病邪不除。这类患者素体阳气并不亏乏，只是感受外邪患热病后医者一味过用寒凉药物，使阳气不振所致。其临床表现症、脉、舌皆为一系列气分热盛现象。根据《内经》理论，及患者的治疗用药情况，陈氏[1]采用从治法，在清气泄热的基础上加入附子，收效甚速。

验案：

尹某，男，32岁，1986年3月20日诊。因患感冒，高热半月余不退，体温波动在37℃～39.5℃，午后热甚，伴咽喉疼痛，咳吐黄痰，口苦咽干，恶风汗出，渴喜凉饮，纳呆欲呕，舌质红，舌苔黄微腻。

西医诊为上呼吸道感染，先后以青霉素、红霉素静滴，肌注大青叶、柴胡注射液及激素等，服中药小柴胡汤、白虎汤、银翘散之类10余剂疗效不显。

根据患者舌脉症表现及治疗用药情况断为春温发热，气分热盛，阳气被遏。治以清气泄热，清热解毒，振奋阳气。

处方：

柴胡 30g	黄芩 12g	半夏 10g	黄连 10g
石膏 30g	金银花 30g	大青叶 30g	杏仁 10g
桔梗 10g	玄参 12g	蝉蜕 10g	熟附片 9g
甘草 3g			

水煎服，日1剂。

上方服2剂后高热即退，诸症减轻，唯感恶心、纳呆，原方加生姜9g，焦楂片12g。服2剂后诸症消失，病告痊愈。

按：该案是典型的"外邪久羁，阳气不振"病例，其"高热半月余不退，体温波动在37℃～39.5℃"，系因气分热盛，阳气

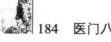

不振，虽曾予"清气泄热，清热解毒"，但未及振奋阳气，遂疗效不显，病情迁延，继在"清气泄热，清热解毒"剂中伍入制附子以振奋阳气，祛抗邪气，遂"收效甚速"，说明在外邪久羁时，有时虽无明显阳虚见症，却存在阳气不振，其治亦当酌配温法，以振奋阳气，祛抗邪气。

2. 温热病毒

临证时可观察到，素体肾阳不足，又感温热病毒者并不少见。但患者往往以感冒咳嗽、胸闷气促、咳吐黄痰、鼻塞声重等系列上焦热盛、表邪不解之见症就诊。医者稍不细查即忽略其肾阳不足之内在因素，在治疗上使用解表、宣肺、清热解毒等常法，导致病邪缠绵不解。

凡遇此证，陈氏[2]常在祛除温热病毒的基础上配伍附子以补肾壮阳，祛邪外出。

验案：

杨某，女，38岁，1983年1月3日诊。患感冒月余，咳嗽，吐痰黄稠，胸闷气急，咽喉微痛，午后低热，口干不欲饮，胃纳不佳，疲乏无力。西医诊为支气管感染、流感，曾以抗生素治疗无效后，又前后更医3次，服中药15剂疗效不显，经介绍来诊。

综合其证候确系温热病毒，热邪恋肺不解，观其前医所用方药皆以宣肺化痰、清泄肺胃、祛邪解毒之法治疗，何故不效？

又详询其平素体质情况后得知，患者经常疲乏无边，两下肢发凉，特别是夜间两腿冷甚。观其形体瘦弱，面色㿠白，舌苔黄腻，舌质淡，按其脉象右脉滑数，左脉及两尺部无力。

脉证合参，诊断为肾阳素亏，温邪热毒留恋肺胃。元阳亏于下，热毒壅于上，真阳与邪热不两立，肾阳不振，温邪不解，故病情缠绵日久不愈。

治以清泻肺胃、止咳化痰、清瘟解毒为主，佐以振奋肾阳。

处方：

炙麻黄 9g	杏仁 10g	石膏 30g	黄芩 12g
桔梗 10g	鱼腥草 30g	蒲公英 30g	橘红 9g
半夏 10g	瓜蒌皮 12g	黄芩 12g	生甘草 3g
熟附片 12g			

水煎 2 遍，分 2 次服。

服 3 剂，咳嗽吐痰、胸闷气急大减，下肢觉温，鼻窍得通，午后低热已除，嘱其守上方之法继服 3 剂。药后诸症消失，苔腻已化，脉滑数已平，两尺部觉之有力，但感疲乏无力。乃温邪已解，元阳不充所致，令其服金匮肾气丸月余。后患者告知，自服丸药后下肢发冷渐除，精神振奋，全身有力，望其面色红润，舌质正常，并说胃纳佳，一如常人。

按：该案既存在温热毒邪留恋肺胃，又存在阳气不足，前医皆予"宣肺化痰、清泄肺胃、祛邪解毒"，未及扶阳，致邪气难祛，疗效不显。说明阳虚感邪，既要祛邪，又要扶阳，祛邪以安正，扶阳以祛邪，双管齐下，邪正兼顾，疗效可期。

3. 热入营分

热邪入营，病情多深重。王老[3]于临证中，视其病机变化而施以方治。如中阳闭郁，邪热逼入营分，以致邪气欲达不达者，则采取寒温并用，妙用附子，温其中阳，促营热外达，给邪以出路。

验案：

患者，男，6 岁，1969 年 7 月 20 日诊。患儿平素体质虚弱，营养不良，大便常溏薄。此次起病时高热烦躁，继则热恋不退，精神疲乏，神识时清时昧，寐时呓语，四肢清冷，大便溏泻，躯干部有出血点，色淡不荣，唇燥口干，舌红少苔，脉来虚数。

此热逼入营，中阳闭郁，邪气欲达不达，颇虑正气不支而有内外虚脱之变。有石膏与附子同用之法，虽未必尽合于本证之治，然寒温并用，为本证所当取。

处方：

细生地 9g　　带心连翘 9g　　石菖蒲 4.5g　川贝母 4.5g

大青叶 18g　　金银花 12g　　板蓝根 18g　　生晒参（另炖）3g

熟附片（先煎）3g　　　　　　水牛角（锉，文火先煎）15g

《局方》至宝丹（去蜡壳溶化服）1 粒。

服完 1 剂后神识渐清，寐时仍有呓语，余症如前。原方加展灯心 1 束，嘱服 1 剂。服后神识已清，热渐退而未尽。于方中去灯心、至宝丹，加炒白术 4.5g，扁豆衣 9g，米炒荷叶 12g，1 剂。

服毕，神色渐振，热亦渐退，溏泄已止，病机已转，法当清透气分之邪热，参以顾护气阴之品。

处方：

孩儿参 9g　　北条参 9g　　连翘 9g　　　　金银花 9g

鲜佩兰 12g　　石菖蒲 4.5g　生谷芽 12g

碧玉散（荷叶包，刺孔）9g。

2 剂服后，热退神清。再予沙参麦冬汤合参苓白术散出入为方，作为善后调理。

邪热入营，临床病情万变，实难执一而治。应极力创造条件，透热转气，候其热达于胃，使正气抗邪有力，为治疗关键。王老在邪机欲达不达，正气不支而有虚脱之变的紧要关头，妙用寒温并用法，参入附子，使病邪能乘药势而外透，挽回了变局。

按：热入营分，多治以清营解毒，透热养阴，鲜有用附子者。而本案王老"采取寒温并用，妙用附子"，使正气抗邪有力，则是治疗关键。

4. 附子石膏同用治高热

祝老[4]将附子石膏同用于高热屡效。门生问其故：附子性热，石膏性凉，并用则中和而失其性，既欲附子之热，又何须石膏之凉呢？

答曰：二药同用，一以制炎而解热，一以扶阳而固本。附子之温，固可减低石膏之寒凉，然不能消除其制止分泌之功，体质虚弱而火热不过盛，可重附而轻膏；体质略亏而炎热颇盛，又可重膏而轻附。《千金方》之越婢汤，即石膏与附子同用，一以制亢，一以强心，石膏之寒，已是抵消附子之温，然附虽失其热，而不减其强心之作用。总之，气盛而心脏尚强者，用寒多于用热；气衰而心脏虚者，用热多于用寒。

按：该案字数不多而寓意较丰。祝氏认为用附子之理，"一以扶阳而固本"，"一以强心"。附子大辛大热，温热作用颇强，虽然很少与清热药同用，但若实热病证存在阳气不足，或存在阳气郁遏不振，附子亦可与清热药同用。即使脉舌症状皆为实热，亦可兼配温法。

参考文献

[1] 陈立志."从治"用附子治疗高热证.辽宁中医杂志，2003，30（8）：649.

[2] 陈立志.阳虚病温，酌配附子.辽宁中医杂志，2003，30（8）：649.

[3] 王乐匋.阳气困郁 每仗附子.中国社区医师，2003，18（11）：26.

[4] 王云峰.祝味菊运用附子的经验.浙江中医杂志，1984，19（8）：248-249.

第三节　温法治疗气滞在里

裘老[1]谈及偏头风的治疗经验指出，其早年开方，崇尚法度，对理法方药很是讲究，常以为处方丝丝入扣，可是对某些顽固的病例，疗效很不理想。后遍阅方书，在没法的情况下，终于使用了药味繁杂的处方，却往往收到意想不到的效果。

基本上用下列多种药物加减而取效的，如附子、干姜、桂枝、细辛、石膏、龙胆草、黄芩、大黄、党参、黄芪、白术、怀山药、当归、熟地黄、羌活、防风、柴胡、山萸肉、五味子、南星、半夏、川芎、白芷、牡蛎、磁石、全蝎、威灵仙、蜈蚣、地龙、桃仁、茯苓、枣仁等，乃是集寒热温凉、气血阴阳、升降攻补于一方的大杂烩。它是违反目前医界所谓之理、法、方、药规范的，但是临床效果倒是很不错，真是所谓理未明而效可见。

由此推想，古代方书中所载的某些大方、复方，也很可能有实践的基础，临床医生在这方面多所忽略，甚至未加实践而轻蔑讥论，恐怕不是科学的态度。

按： 用药疗疾，旨在取效，至于其理，可慢慢参悟，裘老之论，实乃良言。上方药味达32味之多，集温里、清热、泻下、补气、补阴、解表、祛痰、活血、息风于一炉，虽"理未明"但"效可见"，对常法常方不效的顽固性头痛不妨一试。顽固性头痛多存在较甚的气血不通，而上方伍有温法药物（附子、干姜、桂枝、细辛、羌活、防风、白芷）七味之多，具有较强的通畅气血作用，功不可没。

参考文献

[1] 裘沛然.甘苦由来试后知——论药味繁多复杂的方剂.上海中医药杂志,
　　1985,（7）：3.

第四节　温法治疗血瘀在里

1. 冠心病

冠心病心绞痛的中药治疗，临床大致以仲景瓜蒌薤白汤为主方，气虚者加以补气，痰湿者佐以化湿，血瘀者侧重逐瘀，阴虚补阴，阳亏温阳等，随证变化用药，虽有一定疗效，却未能尽如人意。

孟河丁甘仁先生学术思路模式，对奠定现今医学框架起有重大影响。潘氏[1]于20世纪50年代末师从沪上名医严苍山先生5年，而严师是丁氏的亲炙弟子，可以说是全盘地继承了丁氏衣钵。

按照古本草的观点，桂、附等辛热药不止于祛寒，作用更在于化瘀逐血、通络开痹，只要瘀阻络痹的病证，既无区域之限，更无时代之分，阳虚者可用，阴虚者亦可用，中风、胸痹、心腹痛主用的目的也在于此。潘氏突破几十年来形成的固有思维和治疗模式，以附、桂为主试之于临床，观察其实际效果，数年以来，却收到了意想不到的佳效。病人大抵为中老年冠心病心绞痛久发者，劳累受寒、阴雨天辄引起胸痛、胸闷、气短、心慌，常用西药而不能缓解，服瓜蒌薤白亦无明显改善，经附、桂为主治

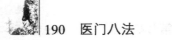

疗后，胸宇豁然开朗，胸闷、胸痛若失。

验案：

孙某，男，50岁。患高血压、冠心病（ECG：ST段低，T波倒置）多年，身形魁梧，脸色晦暗，胸闷阵发，数月不已，中西药未能缓解，舌质淡红，苔薄腻，脉弦大，血压130/90mmHg，眠、食、二便正常，恶热，口不渴。

诊为瘀痰阻络，清阳失旷。

处方：

熟附片6g	桂枝9g	瓜蒌皮15g	薤白头9g
党参15g	黄芪15g	制半夏9g	广郁金6g
制香附6g	紫丹参15g	桃仁泥9g	杜红花4.5g
陈皮6g	大生地15g		

服药14剂，胸闷若失，脸色晦暗明显减轻，连续服药迄已数月，胸闷未发。

又有美国友人居洛杉矶，心肌缺血不能缓解，胸闷不适，气短心慌，举步登楼则加剧，西药不能改善其症状，来沪治疗。潘氏亦以附、桂为主治之，7剂已症状明显改善，心胸顿感舒展，登楼自如，病若失。

阴虚阳旺是否可用附、桂呢？习俗是不允许以火益火的，不少医者认为此即为辨证论治精神，事实上中药的治病机制远较人们的臆测思维、固有模式复杂得多，也深化、圆活得多，古人持附、桂等辛热之味治胸痹、心腹痛，不是用于温阳逐寒，而是藉以破瘀通络，即针对络脉瘀阻这一病机。简而言之，对病不对人，阳虚之体可用，阴虚之质亦可用，阳虚者用后可兼温阳，阴虚者用后或增燥热。而增入清热养阴之味，既保证逐血通痹之效，又可减少辛热劫液的副作用。

潘氏后治痛用桂、附，数年以来，治例颇多，疗效满意。

按：温里法是冠心病不可或缺的重要治法，兼有阴虚见症者亦多不忌制附子。多首选制附子，再酌加二三味温热之品，如桂枝、干姜、肉桂、吴茱萸、高良姜、丁香等。

过用行气、活血、化湿、泻下、开窍等法，恐有耗气伤气之弊，而温里法能扶助阳气，多无耗气伤气之虞，这是行气、活血、化湿、泻下、开窍等法所不能及的。

2. 癌痛

近年来，刘氏[2]等以乌头汤为基础治疗各种癌症疼痛 188 例，效果满意。

验案：

张某，男，71 岁，1999 年 1 月 11 日诊。以胸骨后疼痛半个月余为主诉，于经食管钡餐造影、胃镜、组织病理检查，诊断为食管中段鳞状上皮细胞癌。经 CT、彩超检查显示无区域淋巴结和其他脏器转移。诊见：胸骨后疼痛（VRS：2 级）固定不移，痛如针刺，进食及入夜为甚，唇暗，舌紫有瘀斑，脉细涩。属瘀血痛。

处方：

制川乌 10g	麻黄 10g	白芍 40g	黄芪 30g
甘草 6g	桃仁 10g	红花 10g	赤芍 15g
三棱 15g	莪术 15g	五灵脂 10g	喜树根 15g

服药 3 日，疼痛减轻。上方继服 5 日，疼痛基本消失（显效）。随访 3 个月，疼痛无复发。

参考文献

[1] 潘华信.汉唐遗绪治冠心病心绞痛——对附、桂的再认识。中国临床医生，2004，32（6）：52.

[2] 刘震.乌头汤治疗癌症疼痛188例疗效观察.河南中医，2000，20（4）：53.

第五节　温法治疗水湿、痰、饮、食积在里

1.头痛

验案[1]：

许某，男，50岁。头痛晕厥，甚则跌仆，屡治乏效，经多项检查，无阳性体征。诊见：形体丰腴，神情淡漠，舌淡白乏津，脉象沉缓。自述：头痛昏重，午后更甚。

拟诊湿浊上泛，清阳不展。

处方：

白术30g　　　泽泻50g　　　　附片（先煎）15g

2剂服后，患者喜告，病去大半，续前方减量5剂，患者精神爽，头昏痛痊愈。

患者原服过半夏白术麻汤、川芎茶调散多次，似效而非。缘由湿浊蒙蔽，清阳不升，非温壮元阳，助其气化，难以宣化湿浊，犹如"太阳中天，湿自干也"。

2. 湿温湿热证

20世纪40年代初，马氏[2]患了湿温证，初起请人诊治，用尽淡渗芳化之剂不效后，乃改用苍术厚朴等辛燥之品以进，依然如故，亦无燥渴反应。最后于藿佩、青蒿等芳化剂中，加入附子试服，1剂即见到明显效果，中午服药后即昏昏睡去，醒来测体温下降1℃。之后乃在病患身上进一步试用，都收到同样的效果。

湿热病表解以后，往往向两个方向发展，一是热重于湿，发展成为阳明经证或腑证（入气），一是湿重于热，发展成为发热淹缠，昏沉困倦，胸痞纳呆，四肢烦疼，口不渴或渴不多饮；如薛雪《湿热病篇》首章所举"始恶寒，后但热不寒，汗出胸痞，舌白口渴不引饮"的湿温证，吴氏条辨43条所记，亦属此类。这一证型目前出现得较多，它的特点除前述口不渴或渴不多饮等以外，就是体检时测得的体温虽高（39℃或39℃以上），但病人自己只觉昏沉督闷，并不知道有这样的高热，也无烦躁不安。

对这一证型的治法，历来的原则，总的是清热化湿，或是化湿清热，用湿热分利解其胶结，分清其湿热的比重。在临床具体运用时，又有淡渗利湿、芳香化湿、苦辛燥湿等；但在实践中，这些利湿化湿燥湿之法疗效都不快，病证往往反复稽留、淹缠不解，故前人对其有如抽丝剥茧层出不穷之喻。

马氏在初期的临床实践中，也用这些方法进行治疗，疗效的确并不理想，自从以附子为君后，情况才有较大甚至可说很大的改观，服后不但无不良反应，并且退热快而稳定。

凡是发热不烦躁，口渴不欲饮或不多饮的病人，都可君以附子，舌苔腻的程度只作为附子用量多少的标准，凡是具备以上临床特点的，即使舌苔不腻亦可应用。至于脉搏，一般只作为参考，并不把它作为是否可用附子的根据。

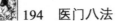

这一治湿热方法，被称为扶阳逐湿法。因为阳被湿困，无以透发，才致病情淹缠，阳得援而振奋，湿浊自然易被逐。这实际也是王太仆"益火之源，以消阴翳"的一种具体应用。吴瑭在《温病条辨》上焦篇"寒湿伤阳"条，曾用桂枝姜附汤。马氏认为，不一定寒湿才会伤阳，湿温湿热证只要湿重于热，同样可以伤阳。

附子的用量，根据分析湿的比重（主要看苔腻口渴与精神困倦等的程度），每次处方量以 5～10g 不等，另外配用青蒿、藿香、佩兰、陈皮、蔻仁、苍术之属，总药数一般不超过九味，因药味过多，不但不易观察药效，而且也会由于心中无数，害怕相互掣肘，反起干扰。

总之，湿热病只要如前所说，发热不烦躁，口渴不欲饮，精神困倦，舌不太燥，脉不太快（特别是前两症），都可主用附子以图治，不但疗效可靠，而且无不良反应，可放胆用之。

3. 湿热水肿

验案：

王某，8 岁。1994 年 2 月 5 日诊。急性肾小球肾炎已半个月，曾住院治疗，后自动出院。出院前检查：尿红细胞（++），蛋白（+），血压已正常中。诊见：面肢轻度水肿，舌红，苔中根黄腻，脉濡数。尿短黄，大便 1 日 2～3 次，黏腻不爽。

此属水湿渍脾，日久化热，湿热互结之水肿也。治以泄热去湿。

处方：

黄芩 6g	连翘 9g	牡丹皮 6g	生山栀壳 6g
茯苓 10g	桑白皮 9g	车前草 10g	生薏苡仁 10g

六一散（包煎）20g　　　　淡附片（先煎）5g

3 剂，水煎服。

二诊：药后，尿量增多，肿消，大便成条，苔黄腻已退大半。上方去车前草，加白茅根 15g。3 剂。

三诊：舌苔黄腻尽退，口干欲饮。尿检：红细胞（+），蛋白（−），予六味地黄丸 2 瓶，5 粒，1 日 3 次。1 周后尿复查红细胞 <3 个 /HP。

按：该文是孙浩先生之"专稿"，或有深意。一般说来，水肿若证属寒证（实寒或虚寒），自当用温法。该案系湿热型阳水，却配温法，其理何在？笔者以为，该案水肿较轻，湿重于热，温法能祛抗湿重热轻之湿热。

4.湿热伤脾

夏季炎热，暑湿郁蒸，人们喜凉畏热，加上嗜食瓜果冷饮，往往损伤脾胃功能。水湿浊邪不能分利，郁而化热，症见肢倦发热，便溏尿黄，纳差神疲，脉濡数，舌苔黄腻而滑。

此证多见于脾胃素虚之体，若专事芳化，中焦之气受伤，黄腻苔反而越厚。傅氏[3]认为此乃脾胃阳虚，运化无权所致，需投附子、干姜、苍白术、茯苓、冬瓜子、茵陈、薏苡仁、泽泻等品，温运脾阳，蒸化水湿，通利水道。附子辛热走窜，能开郁达邪，穿透湿热屏障，率苓、术、茵、泽诸药攻关夺隘，迅速获得转机。

验案：

谭某，男，68 岁，1970 年 5 月 8 日诊。患者体弱，食少形瘦，嗜食烟酒辛辣，久患短气痰嗽，咯血唾涎。近日发热，肢倦便溏，小便淡黄量少，脉轻按滑大，重按濡数，舌苔黄腻水滑。

他医以脾胃湿热论治，屡进藿、朴、夏、苓、茵、滑等，专

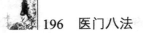

事芳化淡渗，疗效不著，更增纳呆腹胀，黄腻水滑苔有增无减。

傅氏投茵陈术附汤加减。

处方：

附子 5g	干姜 5g	木香 5g	白术 10g
冬瓜子 10g	泽泻 10g	猪苓 10g	茵陈 15g
扁豆 15g	半夏 15g	薏苡仁 30g	生姜 3 片

滑石（荷叶包）30g

服 5 剂后，尿量增多，身热渐退，纳食有味，黄腻苔渐退。上方去薏苡仁、滑石、半夏，加鸡内金、焦山楂、焦六曲、茯苓皮各 10g，通草、佛手柑各 5g。服 5 剂后全身汗出津津，热退身凉，黄腻苔退净。后以参苓白术散加附子、干姜，服 10 余剂而康复。

按：该案系湿热伤脾，而湿重于热。

5. 痰饮

苓桂术甘汤是治疗痰饮病的基础方，也是"温药和之"在临床上的具体运用。临床上主要用治"心下有痰饮，胸胁支满，目眩"的狭义痰饮病。但各种痰饮病，在运用发汗、逐水等方法后，可用本方善后调理，以图本之治，若用之中的，则疗效卓著。

1985 年仲夏，鲁氏[4] 曾治一齐姓妇女，时年三十五，自诉素有"胃痛病"，5 日前因收麦劳动出汗，口渴难忍，舀泉水急饮，甚觉凉爽。翌日晨起，短气目眩，夏收急迫，置微疾于不顾，故又下地，然短气目眩甚，身疲乏力，迫使回家歇息。经宿，短气难息，又腹胀鸣响。村医予补中益气丸，初服腹胀满，再服恶心吐清水，全身恶寒，故来县医院求治。闻其言语断续，时太息；观其面容憔悴，神疲，舌淡苔薄白水滑；按压胃脘，辘辘有声，脉来迟细。

脉症合参，病属痰饮（阳虚停饮）无疑。脾胃素虚，暴饮寒凉，中阳骤伤，停饮不化。饮阻中焦，清气不升，浊气上犯，致目眩短气，脾失健运，故胃脘胀满；"气行水阻，水阻气击"故腹中鸣响。

前医不予温化，反误补之，更助其邪，致胃气不降，上逆作呕。鲁氏宗《金匮要略》法，温阳化饮，降逆止呕；予苓桂术甘合小半夏汤进退。

处方：

赤茯苓 30g　炒苍术 10g　清半夏 10g　制附片（先煎）10g

桂枝 15g　　生姜 15g　　车前子（另包）10g

丁香（后下）3g

5 剂尽，诸症悉除，唯觉手足微凉，饮食不多。

此乃饮邪虽去，脾肾之阳未复，故予附子理中丸二盒以善其后，并嘱忌生冷，勿过劳。

6. 水饮眩晕

患者，女，30 余岁。收割稻谷后，出现发热等症，4 日前以"高热待诊"入院。经抗感染、对症、补液治疗，高热退，诸症消失，但出现眩晕，当坐起或站立时眩晕即发，伴心悸（较轻），平卧后眩晕、心悸即缓解。患者只能平卧，不能坐起或下床。予西药对症治疗，眩晕未缓解，家属惶然，医院乃组织会诊。

患者入院后，输液量过多，导致水饮内停，舌苔水滑；起身则水饮上犯，遂见心悸；水饮内阻，清阳不升，遂见眩晕。

治宜温阳化饮，乃予附子理中汤。

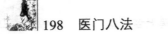

处方：

党参 15g 白术 15g 干姜 24g 炙甘草 10g

制附片（先煎）15g

1 剂，分 3 次服。

次日，患者服过中药后，感觉好多了。

按：该案是本院一夏姓医师所治，颇能说明温法有扶阳祛饮的作用。

7. 小儿厌食

小儿厌食大多因于食积或脾失健运，其治常需消食、运脾。

笔者多年来习用保和丸加减治之，疗效平平。后阅《中医火神派探讨》，言唐步祺治"胃病不食，附子理中汤加肉桂、砂仁，效如桴鼓"。乃遵唐氏所说，改以附子理中汤加肉桂、砂仁、白蔻、陈皮治疗小儿厌食，疗效较好，二三剂多有明显效果。

其理可能在于：上方能温里、补气、行气，而温里能消食、运脾（脾得温即运），补气能健脾，行气能运脾，上方有较强的消食、运脾作用，遂能取得较好疗效。

综合上述，温法针对实证的温泻，能够治疗所有的实证，此是清法所不能及的。

另，温法针对虚证的温补，已放入到前面补法的补阳章节中，在此不复赘叙。

【附：温法治疗虚实夹杂】

温法既能温泻，又能温补，遂可用治虚实夹杂病证。

1. 肝硬化腹水[5]

曾某，男，46岁。有肝硬化病史6年，1年前觉腹胀，西医诊断为肝硬化腹水，两次住院，先用利水药，继则放腹水。现腹大如箕，脐眼突出，青筋暴露，畏寒肢清，头、颈、胸、臂等处有蜘蛛痣，低热口渴，饮后更胀，便秘尿少而赤（小便量每天500mL左右），舌苔黄腻，质淡胖，脉沉弦。肝功能检查：锌浊度20单位，麝浊度20.6单位，总蛋白6.3%g，白蛋白1.65g%，球蛋白4.65g%，γ球蛋白2.5%，腹围106cm。

此系脾阳虚衰，水湿困聚于中，隧络阻塞，瘀热与水湿互壅。欲攻其壅，恐元阳暴脱；峻补其虚，又难缓标急。唯温阳通泄一法，攻补兼施，标本同治为宜。予人参四逆汤合下瘀血汤加减。

处方：

炮附片9g	干姜3g	黄芪60g	红参（另煎）6g
白术30g	陈葫芦30g	生大黄9g	䗪虫9g
赤芍12g	枳壳9g	虫笋30g	大腹皮子（各）9g
泽泻15g	茯苓皮15g	芦根30g	

7剂，水煎服。

二诊：服药7剂，小便量从500mL增至1500mL，大便水泻3次，腹胀减轻，腹水渐退，知饥能食，守上方7剂。

三诊：又服7剂，大便每日2次，小便正常，腹围80cm，改用补中益气活血调理。

患者出院时复查肝功能、血浆蛋白、蛋白电泳，锌浊度8单位，麝浊度10单位，总蛋白6.3g%，白蛋白4.0g%，球蛋白2.3g%，γ球蛋白20%．出院后随访3年，情况良好。

本例正虚邪实，况肝硬化腹水已属晚期，病情复杂。既有脾

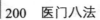

阳虚惫，中气内衰，正虚的一面，又有瘀热壅结，水湿互阻，邪实的一面；既有瘀血阻滞（肝硬化）的一面，又有腹水壅胀的一面。审度邪正比势，严正选择，攻补兼施，采用温扶脾阳、化瘀泄水并进，标本兼顾，不但使体征改善，化险为夷，化验指标也显著好转。

据此认为，人参、附子、干姜、黄芪、白术与大黄䗪虫、虫笋、芦根等配伍，能保护肝肾功能，调整血浆蛋白比例，改善血液循环，降低门静脉高压，促进淋巴液回流，调节水盐代谢平衡，并增强肠蠕动、肠黏膜渗透力和排除腹水。

2. 鼓胀

鼓胀一病，若证属阴虚者，投以养阴，少佐益气，是谓治疗大法。

近几年来，商氏等[6]治疗数十例鼓胀者，发现在顽固性腹水（类似中医鼓胀病）后期病情危重之时，往往呈现出腹胀如鼓，青筋暴露，形体消瘦，乏力，面色黧黑，舌红干裂、有瘀斑，脉细数无力，一派气阴两亏、瘀血内结之候。为医者投鼠忌器，攻补两难。

验案：

王某，男性，57岁。患鼓胀3个月余，先后2次住院，经西药利尿、支持疗法及中药攻逐水饮等法治疗，收效甚微。诊见：形体消削，舌红干裂，口欲饮而又惧饮后腹胀难忍，精神倦怠，气息奄奄。以滋阴益气，佐以活血利水之品。欲培其正气，利其水湿，然事与愿违，回天乏术。

裘某，男性，76岁，1998年诊。患鼓胀日久，曾求治多家医院，均予健脾利水、养阴利水、攻逐水饮之辈，证候日益加重，形销骨立，腹大如箕，神倦乏力，弱不禁风，需扶持方能行走。舌红光绛、边有瘀斑，脉细数。

考虑前医的处方投药及治疗本病的体会，认为鼓胀一候，总是气、血、瘀搏结，致寒水不化，气机不利。水性属阴，其本在阳虚水湿不化，若循常法，恐难以奏效，故改用温阳化瘀法。

处方：

净麻黄 10g	川桂枝 10g	淡附子 10g	炙鳖甲 10g
细辛 3g	淡干姜 2g	甘草 2g	莪术 20g
三棱 20g	四季菜 20g	红枣 30g	

每日 1 剂，水煎服，分多次温服。

四季菜即鸭脚艾，为菊科艾属植物白苞蒿的全草，有解毒活血利水之功。

服药 5 剂后，腹胀稍宽，小便量增多，亦不觉口干，无出血等症状出现，斗胆原方又迭进，守方 25 剂。患者鼓胀已消，舌红转淡面润泽，有白苔茫茫布于舌面，唯觉肢酸乏力，精神倦怠。

因邪去而正尚未复，改投健脾利水，佐以活血化瘀，以扶其正气，祛其余邪。

处方：

当归 10g	茯苓皮 10g	炙鳖甲 10g	清炙黄芪 50g
连钱草 30g	生姜皮 2g	杜赤豆 30g	生薏苡仁 30g
莪术 20g	三棱 20g	四季菜 20g	

服药 20 余剂后告愈。随访 2 年，体健如昔，能在田间劳作。

上述温阳化瘀方实从仲景桂枝去芍药加麻黄附子细辛汤化裁而来，陈修园将此方加知母名为"消水圣愈汤"，自称治水第一方，谓一剂即验，五剂全愈。上例患者的舌光红绛转为舌淡红而润泽，其原因是痰饮瘀血得散，水津输布恢复正常状态，治疗时舍去阴虚之标，用热药使阴寒内散，正气得复。

按：鼓胀多见于肝硬化腹水。该案存在气阴两虚，瘀血为祟，腹水严重，其不循"滋阴益气，佐以活血利水"的常法而突出温法、活血祛瘀法，兼以利水。效果显著，其理可能在于：温法与活血祛瘀法相合，既能增强活血祛瘀作用，又能减轻活血法耗气伤正的副作用。

3.血性胸腔积液[7]

孙某，女，54岁。1周前因感冒发病，胸痛，查出右侧胸腔积液，抽水2次，共约1500mL，血性，镜检发现成团的鳞癌细胞，但肿瘤病灶未查出。右胸置引流管，血色胸腔积液缓缓流下。神情萎顿，气短乏力，声低语微，右胸胁、胃脘发胀，食后尤甚，按之作痛，时有虚汗，便可，尿有时黄。口淡乏味，食少，舌淡润有齿痕，脉滑无力。

分析舌脉神色，俱属元气受损之征，血性胸腔积液当系阳气亏虚失于摄纳所致，胸脘作胀乃气滞之症，虚实夹杂，当予兼顾。

治以温阳益气摄血为主，兼顾行气利水，以四逆汤加味投之。

处方：

附子15g	黄芪30g	炮姜20g	血余炭30g
茯苓30g	猪苓20g	桂枝10g	砂仁10g
牵牛子25g	槟榔25g	枳壳10g	川厚朴10g
麦芽20g	薏苡仁30g	炙甘草10g	

2剂后，胸脘胀减，依原方加减继服，胸腔积液递减，半个

月后胸腔积液消失，神色好转，纳增，恢复较好。

癌症血性胸腔积液素属难症，此例按阴阳辨证判之，显属阴火失血，用四逆汤加味治之，温阳摄血而半月内收到良效，证明郑钦安关于血证的认识切实可行。

4. 骨质增生性腰痛[8]

陈某，男 61 岁，退休。主诉：2 年来常发腰痛，1～2 个月发作 1 次，常因受凉或劳累而发病。发作时腰部酸痛较重，晨起腰背僵凝，行走、弯腰困难，3～5 天可以缓解。此次腰痛发作已 10 天，虽经推拿、理疗，仅有短暂效果，并无明显好转。以往无高血压或冠心病等慢性病史。

体检：发育营养中等；专科检查：行走尚可，脊柱无明显畸形，痛区在腰 2、3 周围，腰 3、4 棘突有轻压痛，无叩击痛，弯腰后仰欠利，难于侧弯旋转。X 片示腰 4 及腰 3 椎体上下缘均有骨质增生呈唇状突起，以腰 4 为明显，小关节未见明显改变。舌质薄白，脉形微弦。

予温肾宣痹汤加减。

处方：

淡附片 10g	北细辛 6g	川桂枝 10g	明天麻 10g
制狗脊 10g	山茱肉 10g	炒白术 10g	广木香 10g
泽泻 10g	白茯苓 12g	生甘草 10g	生薏苡仁 15g

连服 7 剂后复诊，诉腰痛已明显减轻，行走较为自如，弯腰或后仰时尚有隐痛，嘱原方再服 7 剂后，症状基本消失。

按：该案寒证表现（实寒、虚寒）不明显，存在肝肾不足，骨质增生（骨组织的异常增生）。由于"阴成形"（《素问·阴阳应象大论》），形为阴聚，故骨组织的异常增生多因阴类物质集聚、停滞而引起。因此，骨质增生症的治疗除需补益肝肾外，还需制约阴类物质的集聚、停滞。温法以温热方药为主，既禀有很强的阳性，又具有较强"通畅发散"特性，温法遂能制约阴类物质的集聚、停滞。该案未用祛风除湿、活血祛瘀之品，却取得了较好疗效，说明补益肝肾，制约阴类物质的集聚、停滞，在骨质增生症的治疗中占有重要地位，换言之，只要骨质增生症未伴实热，可酌配温法以制约阴类物质的集聚、停滞。

5. 前列腺增生症

真武汤正是仲景为少阴阳虚、水湿内停而设，卢氏[9]应用在中老年前列腺肥大，效果理想。

验案：

患者，男，58岁，1988年7月诊。患前列腺的增生肥大症，小便排泄困难已有6年，近两三年来加重，这种加重据患者自诉，到下午就频繁地去洗手间，一个晚上要解十五六次小便，基本上无法正常睡眠。小腹膨胀，小便细小，没有冲击力，每一次小便起码得花上三五分钟。曾在北京、日本、美国进行西医治疗，但因怕影响性功能，未做手术。遂改用中药，连续服用了长时间的中药，茯苓、泽泻、车前子、木通这一类的药物用得很多，前后用了100多剂中药，初有微效，但效不持久，故来诊。诊见：外观上无大恙，舌体胖，舌质淡，舌边有明显齿痕，舌苔白滑腻；脉沉缓，重取无力。

卢氏认为该患者是肾阳虚衰，水湿留滞。治宜温阳行水、利水。予真武汤化裁。

处方：

制附片75g　生白术15g　茯苓25g　淫羊藿20g

生姜 60g

1 剂后，尿量增加，而小便次数减少，排便略通畅。3 剂后，排尿过程已很通利，夜尿减为每晚 2 次，但仍觉排尿力度欠佳。

二诊时，在原方的基础上加用桂枝 25g。服后，排尿的力度增加。

三诊，加砂仁 15g，以纳五脏之气归肾。

整个治疗，共用不到三十剂中药，情况便完全改善，排尿正常。

按：该案除存在阳气不足外，还存在前列腺肥大增生。阴成形，前列腺肥大增生多因阴类物质集聚、停滞而引起。显然，该案的治疗除需扶助阳气外，还需制约阴类物质的集聚、停滞。

6. 骨质疏松疼痛

罗氏[10]在临床上以附子为主治疗骨质疏松疼痛症，多有良效。

临床资料：发病年限最长 30 年，最短半年，均经 CT、X 线摄片、骨密度测试等明确诊断。以颈、肩、腰、腿、肘等部位疼痛及乏力为主，伴有不同程度功能活动受限，全身情况多呈虚寒之象。

治疗方法：用大剂量的制附子 60～90g 合葫芦巴、巴戟天、金毛狗脊、淫羊藿、鹿茸、熟地黄、杜仲、龟甲、枸杞等中药配方组成，治疗期间仍可补钙，但停服其他止痛药，全部疗程时间经 1.5～2 个月。

治疗结果：35 例患者中，在服药第 3～5 天后疼痛即明显减轻有 31 例，功能活动改善，20 天后疼痛基本消失，功能活动大部分康复。2 个月后随访疗效稳定，有 2 例服药 15 天后能下床活动，22天后行走自如，另2例症状改善不明显，功能活动无改变。

罗氏认为，骨质疏松症之疼痛为病之标，其病之本为老年虚劳证，当责之肝、脾、肾三脏，但治疗用药侧重于壮阳填精为主。如果只予补肾中之阴精，此乃呆补而非活补。方中以壮肾中真阳之制附子为君药，而非人参、黄芪等补元气之药或熟地黄、杜仲、枸杞等补肾阴之品。附子似一团烈火，凡人一身，全赖一团真火，而附子能补先天欲绝之火神；再配以鹿角（胶、霜类）通达督脉与诸阳交会，督脉是阳脉之海，其贯脊属肾；再以熟地黄、枸杞、龟甲等填精补髓之品，并配以葫芦巴、巴戟天、淫羊藿等强壮肾阳之药，阴阳相合方能通达于四肢百骸。然不必刻意拘泥于肾阴虚、肾阳虚。附子用量20g，只能是杯水车薪。附子用量达60～90g甚或更多，可谓大剂起沉疴。附子虽大辛大热，对于非实热之证，只要配伍合理均能适用，不仅局部疼痛症状得以较快缓解，其功能活动也都逐渐改善。至于骨密度能否有改变，还须长期观察和深入研究。

按：上方尤重补阳，认为"然不必刻意拘泥于肾阴虚、肾阳虚"，其理可能在于："以附子为主"，能扶助阳气，促生阴液，上方又配有"熟地黄、枸杞、龟甲"等补阴药。

【附：温法的注意事项】

①孕妇及素体阴虚者，慎用温里法。凡实热证、阴虚火旺证、真热假寒证，或有吐血、衄血、便血以及出血倾向者，当慎用温法。②制附子、制川乌、制草乌有毒，必须适当久煎，才能避免中毒，若出现制附子、制川乌、制草乌中毒，须配合西医药，积极救治。③温法汤药多宜热服，但若阴寒太盛，或真寒假

热，服药入口即吐者，此为格拒，可少佐苦寒或咸寒之品，或冷服，以免格拒不纳。

参考文献

［1］王丽初.久痛温阳说.江西中医药，1995，S1：54.

［2］马云翔.马云翔医学学术经验选.南京：江苏科技出版社，2010.

［3］傅济生.傅梦商运用附子的经验.浙江中医杂志，1996，31（1）：2-3.

［4］张永生.鲁怀芳论"温药和之".甘肃中医，2004，17（11）：3.

［5］姜春华.经方应用与研究.北京：中国中医药出版社，1994.

［6］商炜琛.鼓胀阴虚不忌热药.浙江中医杂志，2001，36（7）：315.

［7］张存悌.中医火神派医案全解.北京：人民军医出版社，2012.

［8］邢斌.危症难病倚附子.上海：上海中医药大学出版社，2006.

［9］卢崇汉.扶阳讲记.北京：中国中医药出版社，2006.

［10］罗伦.以附子为主治疗骨质疏松疼痛症的体会.上海中医药杂志，1999，（11）：31.

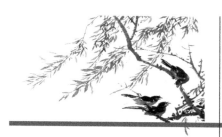

第八章 清法

清法用于热证，分为清实热、清虚热两类。通常所说清法特指清实热，清虚热的类别通常放到补阴津（即教材所云补阴与滋阴润燥）中论述。方剂学教材清热剂之清虚热的青蒿鳖甲汤、清骨散、秦艽鳖甲散、当归六黄汤实际上并非纯粹的"虚热即阴虚"证。

本章主要论述"清泻"。前面已经谈到，清法之寒性"凝滞收引"，易致气滞、血瘀、水湿痰饮。故清法对于实寒及气滞、血瘀、水湿痰饮都不适宜，除非兼治如上病机而有实热者。

表证类

清法之寒性"凝滞收引"，故辛凉解表的应用远不如辛温解表。辛温解表是所有表证治疗的基础，而辛凉解表只适用于风热在表。甚至风热证最好亦配以辛温解表，以增强解表之力。

第一节　清法治疗实热在表

1. 风热感冒

范氏[1]临床应用白虎银翘汤治疗风热感冒 689 例，取得了较好的疗效。

治疗方法：基本方：生石膏、知母、粳米、金银花、连翘、桑叶、菊花、薄荷、桔梗、杏仁、荆芥、葛根、黄芩、枳实、甘草。加减：胃脘痛而呕恶者，去桔梗，加厚朴、砂仁、陈皮、炒莱菔子；气津不足者去黄芩，加太子参。用法：每日 1 剂，水煎服。3 煎共取药汁 600mL，分 3 次于饭后 1 小时温服。（病重危笃者，必要时日 2 剂，每 2 小时服 1 次，但忌空腹时服，以免不适）。4 天为 1 个疗程。

治疗结果：痊愈 683 例，好转 4 例，无效 2 例。痊愈病例中，服药1剂痊愈者45例，2剂痊愈324例，3剂痊愈279例，4剂痊愈35例。

风热感冒临床极为常见，传统习用辛凉解表、疏风清热之法，常以银翘散、桑菊饮之类加减。然临床发现，上述方药对体温在38℃以上之感冒发热往往效逊。经多年探索，范氏自拟白虎银翘汤治之，竟获速效。并从中体会到，此病发热较高者早配白虎汤，未见寒凉冰遏、引邪深入之危害，却有阻止传变、防患于未然之优点。如果必定要在出现"四大症"时才使用，则不仅疗程延长，且热盛伤津，反而被动。综观该方，既解表清里，又升降有序，风热感冒发热之较甚者自当除矣。

按：辛凉解表治疗风热已是人所周知，但增用治疗"实热在里"的白虎汤来治疗风热感冒，似乎很少有人如此考虑，此恰恰证明风热感冒常兼里热，或易入里变为里热。故表里同治以未雨绸缪，截断扭转，何乐不为！

2.重剂石膏退热

石膏为清热泻火的代表药，医者传统用于清解气分热，而外感初期发热不常运用，待病邪深邃，出现肺胃实热、高热、口渴、口疮、脉洪大时方用石膏退热，常常获效，不容置疑。

寇氏[2]据多年临床实践和不断探索石膏退热用法，发现外感病初得发热，重用生石膏，可收事半功倍之效并无留弊。且通过大量的病例证明，小剂量退高热效果不好，大剂量才能奏效。

正如张锡纯所说，外感有实热者，放胆用之，直胜金丹。张锡纯用生石膏治外感实热，轻症亦用至两许；若实热炽盛，则用至四五两或七八两，或单用或与其他药同用，必煎汤三四茶杯，分四五次徐徐温饮下，热退不必尽剂。

范氏体验，用石膏退高热时，用量必在200g以上，无论成人或儿童，用之十之八九多验，从未出现过弊端。在外感初期发热，不管有汗无汗，恶寒或不恶寒，在辨证的前提下早用生石膏，其好处不仅退热快、缩短病程，而且无毒副作用。

3. 柴胡饮加减善解卫分之邪

张景岳之"新方八阵"有正柴胡饮，方用柴胡、防风、白芍、陈皮、甘草、生姜等。若阴阳气血有所偏，景岳则化裁为三首柴胡饮。何氏[3]师其意而不泥其方，融汇温病学说，厘定两方以治温病邪在卫分者。

方用撤热柴胡饮：柴胡12g，防风9g，白芍9g，陈皮5g，甘草5g，金银花12g，连翘12g，黄芩9g，栀子皮9g，芦根30g。

吴鞠通治温病邪在卫分，用银翘散。因有表证，故解表之药不可少，银翘散中之荆芥、薄荷、豆豉，与柴胡饮中之柴胡、防风、生姜、陈皮类似，而以后者之解表力较强。吴鞠通说："银翘散乃从清心凉膈散加减而成，病从表起，去入里之黄芩，勿犯中焦。"则拘泥太过而不切实际。其实，一药有多能，黄芩亦入上焦，善清肺热，从未见其有犯中焦之弊。如银翘散之金银花，既能治上焦风热，又能治大肠热痢，岂非直犯下焦乎？此方以正柴胡饮为基础，去生姜之温，既采金银花、连翘之辛凉，又用黄芩、栀子皮之苦寒清热。叶天士云："温邪则热变最速。"既然"最速"，则勿等待其"到气才可清气"，而及早用苦寒清里热之品，以防患于未然。又加芦根之甘寒，清热保津，亦是治未病之旨。临床实践证明，此方疗效远胜银翘散也。

按：卫分证可内传入气分，甚或传入营血分。清法能清解卫分之热，使其病邪不易深入，病势不易发展，从而起到截断、扭转作用。故清法是卫分证不可或缺的重要治法，不必拘泥于"到气才可清气"之说。

4.急性化脓性扁桃体炎

患儿，男，6岁。大抵从3岁起，每年均要患3～5次急性化脓性扁桃体炎，每次均要输液、打针，要5～6日才能痊愈。诊见：咽喉热痛，吞咽时疼痛更甚，伴见恶寒发热，头痛，身痛，无汗，时有咳嗽，精神差，大便略干，舌边尖红，苔薄黄，脉浮数。体温39.6℃，咽充血，扁桃体Ⅱ度肿大，表面可见黄白色脓点。

此系风热毒邪，袭于肺卫，灼于咽喉。治宜疏散风热，清解热邪、毒邪，利咽消肿。予银翘散合银翘马勃散加减。

处方：

金银花12g　　连翘10g　　荆芥6g　　薄荷6g

牛蒡子6g　　甘草6g　　桔梗6g　　马勃6g

射干6g　　蒲公英15g　　黄芩10g　　紫花地丁15g

蝉蜕6g

1日1剂，分3次口服。

治疗3天后，病情明显减轻，仅吞咽时咽喉稍痛，间有低热。乃停用西药，单服上方，2剂后，诸症消失，乃停药。

其后，该患儿一患急性化脓性扁桃体炎，即予中西医结合治疗，中药多用上方。自加用中药后，急性化脓性扁桃体炎的发作间隔时间明显延长，病情也有所减轻，3次后，再未因急性化脓性扁桃体炎而输液、打针。

按：急性化脓性扁桃体炎在发病初期多属表热证，多有热邪、毒邪为祟，可用清法清解热邪、毒邪。急性化脓性扁桃体炎多为高热，咽喉疼痛较甚，全身症状明显，临床上多以西医药治疗。其实，在西医常规治疗的基础上加用中药，多有远期疗效，能延长间隔期，减少发作次数，减轻病情。

5. 外感风寒兼里热

三十几年前，笔者与一些公社医院、区医院的学工及医生下乡公干，一曾姓医生，男，29岁，患感冒。诊见：发热恶寒，体温较高，头、颈灼手（未带体温计），无汗，头痛，肢体酸痛，鼻塞，流涕清稀，舌苔薄白，舌质正常，脉浮数。

笔者与众多医院学工都以为，其体温较高，恶寒不甚，脉又浮数，当是风热感冒，宜用银翘散。但曾医生认为是风寒感冒，宜用九味羌活汤。笔者自告奋勇书写处方。1剂九味羌活汤服完，除鼻塞、流涕稍有减轻外，其余诸症未减，似有加重。曾医生觉得奇怪，乃索处方视之，见笔者把黄芩、生地黄漏掉了，遂补上黄芩、生地黄。服药1剂，诸症显著减轻，续服1剂，感冒基本痊愈。

按：该案初服九味羌活汤时漏掉了清解里热的黄芩、生地黄，效果不好，后加入黄芩、生地黄，效果始著。以方测证，九味羌活汤证乃是外感风寒湿邪，兼有里热证，故该案当是外感风寒而兼里热（中医界有人甚至认为风热＝风寒＋里热），当然，可能其里热不明显，或许处在孕育里热的过程中，故兼用清法遂能取效。

6. 外寒里热之表实证

郑氏[4]多年来对药物的研究和观察，用自拟姜活蒲兰汤（姜活9g、蒲公英24g、板蓝根30g）治疗温热病初起寒邪客表，邪在表卫，外寒里热的表实证，每用之则药到病除，奏效甚捷。

脉浮紧，头痛、恶寒、身形拘急、肢节酸痛、肌肤大热而无汗、咽痛等症，此为阴寒所迫，周身阳气不得伸越。寒在外、热在内，先用辛温解表药以透其外，寒邪得透，再用清热解毒之剂以荡其里热，温热之病岂有不愈之理，姜活蒲兰汤即为此而设。

验案：

陈某，男，32岁，1994年7月24日诊。主诉发热、恶寒、周身酸痛、头痛1天。因气候炎热，夜间赤着上身在阳台上乘凉，风扇彻夜不停。翌晨头胀痛、全身肢节酸痛、微恶风寒、继发热、口干咽痛，未延医治，家属自认为是得民间所谓"滚蛇"病，即行刮痧、针刺等治疗，但发热不退，周身酸痛难眠。诊见：发热、无汗、恶寒、头胀痛、肢节酸痛、咽痛、苔白、脉浮紧。

此乃不慎风寒、寒邪客于肌表、周身阳气不得伸越。寒在外，热在内，故以姜活辛温解表、透邪外出，蒲公英、板蓝根清热解毒，以荡其热。1剂后周身疼痛、头胀痛顿失，发热渐退，又按原方加芦根。1剂药后病愈。

姜活一味冠方之首，为本方之主药，其性温，味辛苦，具有发表散寒止痛之功效。对温热病初起寒邪客表之证，可谓药证合拍，药乃治病之物，有此病必用此药，为本基本方的立法依据。

按：医者多认为风寒不宜用清法，风热或里热才宜用清法。其实，实寒在表＋实热在里已经是风热（或里热的外证）。

参考文献

［1］范德斌.白虎银翘汤治疗感冒发热689例.中医研究，1995，8（1）：23.

［2］寇俊霞.重剂石膏退热体验.中医杂志，1991，（7）：17.

［3］何炎燊.不囿寒温　中病是求.中国社区医师，2003，18（11）：25.

［4］郑美莺.姜活蒲兰汤治疗温热病的临床心得与体会.中国乡村医生，1997，（2）：7.

里证类

清法的适用范围，比温法狭窄得多。

第一节 清法治疗实热在里

清法治疗实热在里，虽然众所周知，但应注意一些特殊情况，兹举数则。

1.肝阳头痛

肝阳头痛系因肝阳偏盛、肝阳上扰所致，还多存在肝火上炎，其治遂需平肝潜阳，清泻肝火。清法具有制阳、清热的作用，能制约肝阳，清泻肝火，遂可用治肝阳头痛。

验案：

患者，女，36岁。几年前，因工作忙，又未休息好，引发头痛，经治疗后头痛消失，但其后头痛反复发作，多因生气发怒而诱发。1周前，又因情志变化引发头痛，迭服中西药物，效果不好，遂来就诊。诉头痛、头胀，呈持续性，伴陈发性加重，以头顶及前额为甚，头两侧时作筋挛，以手按压则稍舒，心烦易怒，面红口苦，少寐多梦，小便黄，苔薄黄，脉弦。

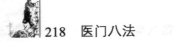

此系肝阳、肝火偏盛，肝阳、肝火上扰，乃发为肝阳头痛，治宜制约肝阳，清泻肝火，以芎芷石膏汤加味。

处方：

川芎 18g	白芷 12g	菊花 15g	生石膏 250g
藁本 10g	羌活 6g	龙胆草 6g	栀子 10g
黄芩 10g	钩藤 15g	甘草 6g	

1 日 1 剂。

服 2 剂毕，头痛、头胀顿失，诸症亦基本缓解，但感乏力，上楼都感抬不起腿。

按：该案系吾藉一刘姓医师所治，因其用药奇特，效果较好，遂引之。芎芷石膏汤多用于风热头痛，刘医师变通用于肝阳头痛，可谓老方新用。此方有较强的制约肝阳，清泻肝火，疏通表浅气血，祛除风邪作用，由于重用生石膏，主以清法，虽有辛温发散之品，亦无升散动阳之虞。

2. 狂证

狂证为患，多存在阳盛或由阳盛所致，多有火热为祟，其治遂需制约盛阳，清解火热。清法能制约盛阳，清解火热，遂可用治某些狂证。

周氏[1]用牛黄清心丸治疗精神分裂症 24 例。疗效观察：狂躁型 12 例，治愈 11 例，无效 1 例。抑郁型 8 例，均无明显疗效。总有效率为 50%。

验案：

患者，女，42 岁。因受惊吓而致精神分裂症 1 年余，曾经某精神病院治疗好转，后复发。每日散发垢面到处歌舞，服用奋乃静、冬眠灵等镇静剂其效果不佳，加服牛黄清心丸，每日 9 丸，

3次服，第2天即见症状改善，减量继服1个月以防复发。

牛黄清心丸对狂躁型精神分裂症，有较好的治疗效果，并有不易复发的优点。对病程长的抑制型，无治疗效果。牛黄清心丸治疗精神分裂症需用常规用量的数倍服用。大剂量服用牛黄清心丸只要辨证施用无不良反应。

按：牛黄清心丸（牛黄、朱砂、黄连、黄芩、栀子、郁金）具有制约盛阳，清解火热，开窍安神的作用。

3. 血证

血具有"温行寒凝"的特性，遇温热则流通畅行，遇寒冷则凝泣不流，故火热可迫血，寒凉能凝血。迫血即为出血，凝血则能止血。

（1）崩漏

张氏[2]从事医学临床五十载，认为治疗崩漏，最富有心得而效果十分彰著者则首推地榆、贯众、白头翁。

这三味药物，皆为苦寒之品，有凉血作用，《神农本草经》、《名医别录》、《日华子本草》、《本草纲目》均言其有治崩漏之功。它们在止血方面的区别是：地榆味酸偏于收敛；贯众促进宫缩，侧重清热解毒；白头翁祛瘀生新，兼消积聚。配伍之后，不仅能清热泻火，尚有"涩以固脱"和祛瘀生新相辅相成的特殊功能。用量视具体情况而定，一般用15～30g，最大量可用至50g，每日1剂。连服5剂，出血已停，减去二分之一量，再服3～5剂以巩固之。而后则改用四物汤加减为基础，增入养肝益肾调理冲任之品以恢复月经周期。

地榆、贯众、白头翁对血热妄行之崩漏证，不仅治标，也可治本，主要是取其凉血作用使血行"遇寒则凝"、火去"妄出自息"而获治愈目的。通过多年临床观察，实际效果常超越其他同类药物，且符合验、便、廉的应用标准，值得予以重点研究，向医界推广。

按：笔者以上述三药为主，治疗数例热证与虚证均不著的崩漏，效果颇佳。方药大抵为：地榆24g，贯众24g，白头翁24g，益母草18g，茜草6g，蒲黄6g，川芎6g，丹参6g。笔者将地榆、贯众、白头翁之治崩漏介绍给本院一些妇产科医师，其效亦好。

需注意，清法治疗崩漏有效，活血祛瘀法治疗崩漏亦有效。关键在于崩漏之根源，清法主要适用于正虚或寒证表现不甚的崩漏，若正虚或寒证表现较甚，则当忌用清法。

需特别注意的是，正如温法有"通畅发散"特性，清法也有"凝滞收敛"的特性，所以，对于出血症状可考虑应用其"凝滞出血"之特性。此时，不必拘泥于明显热证表现。

（2）咯血

何氏[3]用鲜白头翁治疗支气管扩张、肺结核引起的咯血，均取得满意止血效果。

方药与用法：鲜白头翁30～50g。洗净捣烂，以冷开水250mL搅拌，去渣顿服，每天2次，多数患者服1～2次咯血即止，血止后再予以辨证治疗。

验案：

张某，男，38岁，1996年7月4日诊。反复咳嗽、咯血半年。X线摄片诊断为支气管扩张。近因饮食不当，咳嗽咯血3天，经西药抗炎止血无效。诊见：咳嗽，痰黄，咯血色鲜红、量中等，口干口苦，舌红、苔黄，脉弦数。证属肝火犯肺，予鲜白头翁50g，依法调服，连服2剂，咯血即止，咳嗽减轻。再予以清热泻火、止咳化痰药调治1周，随访3个月，未见复发。

白头翁性味苦寒，功能清热解毒，凉血止痢。虽古今医书未曾记载白头翁可治疗咯血，但该验方在当地民间已流传很久，临床应用效果满意，且药源丰富易得，经济便利，值得推广。

（3）伤筋

伤筋即软组织损伤，其治疗方法甚多，然无论外敷、内服，均以温热活血化瘀为主。李氏[4]阅读相关古籍，结合40年之临床经验，认为软组织损伤乃因跌仆扭挫，血热妄行脉外而致局部肿胀疼痛，而以寒凉清热之法、药，所治病例甚多，其效卓著。

药物制备：黄芩、黄连、黄柏、大黄，前三味各等份，大黄取前三味总和之五分之一，共研细末。

制剂：①油膏：由医用凡士林（冷天加热）与药末适量伴和调匀即成，名三黄膏。②片或丸：由医院制剂室自制，每粒或片约0.3g，名三黄片或三黄丸。

一切跌仆扭挫损伤（包括骨折、脱位已经复位的患者），均可应用。

使用方法：内服与外敷可相结合，外敷时用纱布、药棉铺制成一棉垫，根据受伤部位的面积大小剪块，将油膏涂于棉垫上，厚薄要均匀，敷于患处，用纱布绷带包扎，3～5天换药1次。内服三黄片或丸，每次2片或丸，1日3次，儿童减半。内服一般不超过1周。

使用注意：体虚、腹泻患者忌用，服药后腹泻即停内服，创口部位不可外敷。

验案：

姚某，男，48岁，1993年10月6日诊。左足踝关节扭伤，肿胀疼痛。诊见：左足外踝部肿胀、压痛、不能着地行走。X线摄片示：无骨折及关节错位。诊断：左足外踝筋络（软组织）扭

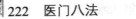

伤，予三黄膏外敷，三黄丸内服，3天后复诊，肿有消退，痛有减轻，再施上法，后3日继诊，肿已退尽，行走时稍感疼痛，继用三黄膏外敷，内服大伤片5天，随诊已愈。可谓一诊出血止，复诊肿已尽，再诊筋伤愈。

　　寒凉清热之法、药，能迅速阻止妄行之血继续溢于脉外，乃釜底抽薪之意。据临床观察，运用寒凉清热之法、药治疗伤筋，病程较常规可缩短三分之一左右，且具药简价廉效宏的特点，值得临床推广应用。

　　按："伤筋"为患，筋络受损，络破血溢，"出血"与"瘀血"并存，但历来多治以活血祛瘀，鲜有用止血者。该案治以"寒凉清热法"，以"三黄"合大黄，"止血"与"活血"并施。以清法止血常需与活血法合用，以免寒凉留瘀。

参考文献

[1] 周瑞科.牛黄清心丸治疗精神分裂症24例.青海医药杂志，1997，27（10）：49.

[2] 张志远.三味妙药治崩漏新中医，1991，（4）：18.

[3] 何祖旺.白头翁治疗咯血.新中医，2000，（10）：10.

[4] 李金富.寒凉清热法治疗伤筋的体会.南京中医药大学学报，1995，11（3）：25.

第二节　清法治疗兼夹之实热

　　实热除可单独存在外，还常为其他证（实证、虚证、虚实夹杂证）所兼，清法能治疗其他证所兼之实热，如阳水、热痹、泌尿系感染等，需要注意的是，此时清法所治乃是实热之证。

1. 阳水

患者，男，27岁。半个月前曾患感冒，未治自愈。3天前，晨起时发现双眼睑水肿，下午逐渐消失，未予介意。今日晨起又发现下肢水肿，伴全身不适，遂来就诊。患者眼睑及面部水肿明显，双下肢轻度凹陷性水肿，感头昏，腰酸痛，肢体沉重，脘痞纳呆，口干不欲饮，小便量少色黄，大便1日1行但干结不畅，舌质红，苔黄腻，脉弦。血压150/90mmHg，小便常规：蛋白（＋＋），红细胞（＋＋），白细胞（＋＋），西医诊断为急性肾炎。

此系湿热侵袭，肺失宣降，水液泛溢，乃发为阳水。治宜清解湿热，宣通肺气，利水消肿。

处方：

金银花24g	连翘18g	蒲公英24g	土茯苓24g
荆芥10g	防风10g	蝉蜕10g	薄荷10g
猪苓12g	萹蓄12g	泽泻12g	川木通12g
白茅根24g	生大黄（后下）12g		

1日1剂。

嘱低盐饮食，尽量卧床休息，同时配合青霉素80万U肌注，每日2次，连用10天。

服上方5剂，水肿消退，除腰酸外，余无不适，血压正常，尿检蛋白（＋），红细胞（＋）。上方去生大黄、猪苓，土茯苓、白茅根各减至15g，续服8剂后，尿检连续2次均正常。

按：清法主要适用于水肿不太甚的阳水，若水肿太甚，则非清法所宜，宜用攻下逐水等法。

阳水经治，水肿易消，但其湿热难以速祛，在阳水的恢复期亦多有湿热为祟，仍需祛湿热，忌用补法。如贵阳中医学院[1]在实践中发现急性肾炎恢复期病人不宜温补，补气补阳可以助长热邪，常可引起水肿、尿少、肢痛、高血压、尿改变等加重，非蛋白氮增高，促使咽部病灶活动，反而使病情加重或迁延不愈；补阴过早可助长湿邪，亦可引起尿少、水肿、尿改变加重。他们认为肾炎恢复期的病机主要是湿热未尽，芳香化湿，清热利尿是主要法则。

2. 热痹

痹证中的热痹，所有教科书都是用白虎加桂枝汤治疗，而主药石膏的用量，均为 30g，但何氏[2]在临床上用这条汤方治疗热痹时，却收不到预期的疗效。

而根据天津王氏在《治痹之秘在于重剂》一文中指出，重用石膏，少则 60g，多用 120g 以上，治疗了 10 例热痹，5~6 剂后症状、体征消失，收到了很好的疗效。10 个病例中，男 8 例（其中 35~50 岁 2 例，50~70 岁 6 例），女 2 例，均 60 岁左右。好发的关节为第 1 跖趾关节及踝关节，其次为膝、腕关节。主要表现为关节疼痛、局部灼热红肿、屈伸不利、口干、烦渴、汗出或无汗、舌红苔黄、脉滑数。

验案：

患者，男，65 岁。右足第 1 趾关节疼痛、红肿灼热，第 2 天即右内踝、右膝均红肿热痛、屈伸不利。由家人用单车送来就诊。未接受任何中西药物治疗。诊见痛苦面容，大汗出，患节红肿，痛不可近，扪之热感，因右膝疼痛，屈伸受限而不能坐下，只能站着就诊，自诉口干烦渴，夜不能寝。舌红苔黄，脉洪数。

处方：

石膏 120g　　知母 30g　　薏苡仁 10g　　甘草 6g

海桐皮 15g　　忍冬藤 30g　　牛膝 10g　　　桂枝 6g

2 剂，每日 1 剂，清水六碗煎至一碗半，分 3 次服完。

2 天后，患者自己步行来诊，自诉关节疼痛大减，无明显热感，膝关节屈伸自如，已能坐着就诊。查其患病关节，见微肿、无红、扪之不热，仍有压痛。阳热之邪渐退，继前方减量，加怀山药 20g。

处方：

石膏 60g　　　知母 20g　　薏苡仁 10g　　甘草 6g

海桐皮 15g　　忍冬藤 30g　　牛膝 10g　　　桂枝 6g

怀山药 20g

煎服法如前，3 剂而愈。

而取效的关键，就是重用辛甘大寒，清热泻火，除烦止渴的石膏。正如吴鞠通云："（治痹）六脉洪大已极，石膏少用，万不见效，命且难保。"本例内服石膏 400g 以上，能有效控制病情，减轻痛苦，而未发现有任何副作用。当然，石膏应在辨证和适当配伍的基础上，才能起到主要治疗作用。

3. 风热湿痹

朱老[3]认为，风热湿痹可按热、湿之轻重分为热重湿微之热痹和湿热并重之湿热痹。

（1）热痹

轻者仿白虎加桂枝汤意，用自拟乌桂知母汤（寒水石 30g，知母 15g，生地黄 30g，桂枝 6g，制川草乌各 4g），并可酌加广地龙、忍冬藤等。此方以寒水石易石膏，是因为寒水石既可清肌肤之热，又可清血中或络中之热，用治热痹功效较石膏更胜一筹。而热痹佐用桂枝和制川草乌意在宣痹通络，以防寒凉遏闭。

重者热势更甚，关节红肿，热如火灼，痛不可触，日轻夜重，为火热深入筋骨血分，用犀角地黄汤合白虎汤加减（犀角用水牛角代）：水牛角末 30g，生地黄 30g，赤芍 12g，牡丹皮 12g，寒水石 30g，知母 15g，地龙 12g，忍冬藤 30g。甚者加羚羊角，或黄连解毒汤；大便秘结者加大黄泻热通便。《千金要方》犀角汤治"热毒流入四肢，历节肿痛"，即以犀角、羚羊角为主药，配以栀子、黄芩、大黄等，可以参证。

（2）湿热痹

治宜清化湿热，宣痹通络。方用四妙丸加味：苍术 8g，生薏苡仁 30g，黄柏 10g，川牛膝 15g，晚蚕砂 30g，萆薢 15g，土茯苓 30g。甚者加虎杖、葎草；热胜者尚可加寒水石；肿甚者加泽兰、泽泻。

4. 淋证

伍氏[4]从疮疡论治急性泌尿系感染 45 例，多有效验。

基本方：金银花 12g、野菊花 10g、蒲公英 30g、紫花地丁 10g、天葵子 10g、赤芍 10g、生地黄 30g、金钱草 30g、土茯苓 10g。水煎服，每日 1 剂。

随症加减：血尿加白茅根、琥珀；尿短赤明显加车前子；脓球多加皂角刺；发热加柴胡、黄芩；大便干结加大黄。

治疗效果：本组中服药 1 剂治愈者 9 例，2 剂治愈者 17 例，3 剂治愈者 12 例，4 剂治愈者 3 例，5 剂治愈者 2 例，平均治疗时间 2.5 天。治愈时间长者主要为肾盂肾炎患者。

验案:

陈某,女性,52岁,1996年7月21日诊。患者于5天前因过食煎炸之品而出现发热、微畏寒、尿频、尿急、尿烧灼样痛,伴腰酸痛,大便未解。经"庆大霉素、灭滴灵"静滴治疗4天,疗效不佳而来诊。门诊查尿常规示:脓球(++++),红细胞(+);血常规:WBC 9.6×10^9/L,L18.5%,N81.5%,舌红苔黄,脉弦。

中医诊断:淋证;西医诊断:急性肾盂肾炎。治以清热解毒,佐以利湿凉血之品,用基本方加制大黄10g、皂角刺12g,1剂后大便解,诸症除小便较短赤外,余症均有不同程度减轻,原方去大黄,加车前子15g,续服2剂,临床症状消失,复查尿常规未见异常。

急性泌尿系感染是由细菌感染泌尿系所引起的急性化脓性病变,属中医"热淋"范畴,而疮疡的病理机制也是由感染因素引起的化脓性疾病。临床表现上二者均具有不同程度的红、肿、热、痛,极其相似。中医学在致病因素上多认为二者系热邪所致,如《素问·至真要大论》曰:"诸痛痒疮,皆属于心(火)。"《素问·痈疽》曰:"热胜则腐肉,肉腐则为脓。"《景岳全书·淋浊》曰:"大抵此证多由积蕴热毒,服食燥热所致。"故可以从热、脓把二者联系起来,急性泌尿系感染可以从疮疡论治。

按: 急性泌尿系感染多有热邪、毒邪为祟,常用清热解毒法,可酌选四五味清热解毒药以组方,如金银花、蒲公英、紫花地丁、黄芩、黄柏、马齿苋、穿心莲、半枝莲、连翘、白花蛇舌草、土茯苓、鸭跖草、栀子、忍冬藤、败酱草、黄连、虎杖、板蓝根、贯众、红藤、白头翁等。现代还筛选出许多曾不被重视或不曾用以治淋的高效药物,如土茯苓、珍珠草、小叶凤尾草、白

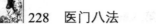

檀香、桉树叶等，可酌情用之。

综上，清法针对实证的清泻，只能治疗实热在里证，而温法则能治疗所有的实证。

清法针对虚证的清补，已在前面补法的补阴津章节中介绍。和温补法相比，温补法能治疗所有虚证，补阴津法只能治疗一半的虚证，而清补法只能治疗半数阴津虚证。

【附：清法治疗虚实夹杂】

虽然传统教材的清法特指"清泻"，但清法既包括清泻，也包括清补（在补阴津中论述）。清法遂可用治虚实夹杂病证。

验案一：

患者，男，40余岁，因反复发热3天入院。3天前的午后，无明显诱因出现发热，以夜间为甚，体温38℃～38.5℃，至清晨发热即退，热退时无汗，上午亦不发热，但一至午后即发热，经治未效，用药不详。诉咽干口燥，口干不欲饮，发热时全身不适，不欲近衣被，尿少色黄，舌质红，苔黄腻（很明显），脉数。查：体温上午9时为36.8℃，下午3时为38.1℃，X线胸透示正常。

此系阴虚发热，但兼有湿热。由于补阴易碍湿，遂先清湿热，待湿热得清再养阴清热。予清化湿热之剂，3剂服毕，发热未止，舌苔仍黄腻。

细细思之，此系阴虚发热无疑，阴虚发热为其本，湿热为其标，既然治标无效，乃治其本。因其表现为"夜热早凉，热退无汗，舌红脉数"，颇类"青蒿鳖甲汤证"，遂予青蒿鳖甲汤养阴清热：青蒿15g，鳖甲15g，生地黄24g，知母15g，牡丹皮10g，1日1剂。服2剂毕，发热即止，黄腻苔亦退，续服1剂巩固疗效，患者痊愈出院。

按： 该案是笔者毕业实习时，一常姓学友所治。因其舍黄腻苔而从青蒿鳖甲汤证，颇类舍脉从证，遂引之。径以养阴清热未用化湿之品，而黄腻苔亦退。此处所谓"阴虚发热"实乃"阴虚＋实热"的虚实错杂，而非单纯的阴虚而有发热症状。

验案二[5]：

张某，女，60 岁。2000 年 8 月 6 日诊。患者自诉因感冒引起，近 15 日来每至傍晚自觉腰部如有火烤，燥热难耐，口渴喜冷饮。询其大便干燥三日一行。舌红苔黄，脉细数，体温正常。

患者素体阴虚火旺，复感外邪，邪从热化，循经入里，热蕴阳明，故见口干渴喜冷饮，大便干燥三日一行。腰为肾之府，肾阴亏乏，阴不恋阳，相火妄动。昼属阳，夜属阴。傍晚乃阴阳交替之时，阴阳格拒，阳浮越于外，故腰部如有火烤。

辨证属肾阴亏损，胃火炽盛。治宜清胃泻火，滋肾养阴。

处方：

| 生石膏 60g | 生地黄 30g | 麦冬 15g | 知母 12g |
| 川牛膝 15g | 石斛 15g | 玄参 15g | 天花粉 15g |

淡竹叶 15g

水煎服，1 日 1 剂。

二诊： 患者进药 3 剂，腰部火烤感大减，大便亦通。药中病的，再进 3 剂，诸症悉解。

按： 患者素体阴虚，感受外邪，从阳化热，热耗津液，肾阴亏损。方中重用生石膏清阳明腑实之热。伍以知母、生地黄、玄参、麦冬、天花粉等滋养肾阴，共奏清胃泻火、滋养肾阴之功，而使邪热去而正安。

验案三：

患者，女，36岁。2年前无明显诱因出现五心烦热，未予治疗，约半个月后症状消失。其后复发数次，虽间断服用中药，每次都要半月余症状才能完全消失。3天前，五心烦热又发，遂来就诊。诉：心中烦热，两手足心亦发热，心中烦热以白天为甚，手足心发热以夜间为甚，口干舌燥，但不欲饮，脉舌无明显异常。查：体温正常，X线胸透、血常规未发现异常。

五心烦热，尤其是心中烦热，临床上并不少见。五心烦热指心中烦热，手足心有发热感觉，多由心血不足、阴虚火旺或病后虚热不清，以及火热内郁所致，体温多不高。

该案亦是"阴虚＋实热"的虚实错杂证，予三物黄芩汤加味。

处方：

黄芩15g　　苦参12g　　玄参15g　　生地黄24g
菊花12g　　甘草6g

水煎服，1日1剂。

此方共服4剂，症状基本消失。其后，又因五心烦热来诊一次，予上法上方，仍有明显效果。

三物黄芩汤（黄芩、苦参、干地黄）出《千金要方》，为妇人产后发烦热而设。上方以黄芩、苦参、生地黄、玄参、菊花清解烦热（发热症状），益阴津，生地黄、玄参兼能养阴；以甘草调和诸药。

验案四[6]：

张某，女，43岁。失眠1年余，某西医院诊为"神经衰弱"，先后经治数十次，目前借助安定3～5片／日，方可勉强入睡3～4小时，自觉头昏乏力、神疲肢软、口干便艰，诊时舌红苔少，脉细数。

辨为心热怫郁，心火亢盛；即投清泄重剂。

处方：

生地黄50g　　赤芍15g　　　牡丹皮15g　　山栀15g

黄连10g　　　连翘心10g　　朱灯心10g　　竹叶12g

生甘草3g　　　龙牡各（先煎，各）30g

服5剂，患者已能入睡5～6小时，且已不需再服安定片，唯清醒太早，醒后再入睡困难。遂予原方继服，嘱每日药汁留取50mL于清晨醒后服用，10剂尽，睡眠完全正常，其余诸症亦除，嘱再服知柏地黄丸1个月以巩固。

按：失眠为患，多伴辗转反侧，或思维不断，或兴奋难眠，身心失静，"动"、"兴奋"之象颇为明显。由于"阴静阳躁"（《素问·阴阳应象大论》），阴常表现为静、抑制，阳常表现为动、兴奋，故失眠较常存在阳气偏盛，阴津不足。此外，一些失眠还存在火热为祟。换言之，阳盛、阴亏、火热均可导致失眠，其治遂需制阳，补阴，清热。

【附：清法的注意事项】

①真寒假热证（实质为阳虚证）禁用清法。真寒假热证虽有一些热象，但其热为假象，里寒才是本质，应治以温法，禁用清法。②气虚者慎用清法。清法能制阳，凝泣血气，易伤脾胃之阳，易败脾胃之气，凡气虚阳弱，食少便溏者慎用清法。

参考文献

[1] 贵阳中医学院第一附属医院内科.试谈急性肾炎的中医病机及治疗规律.新医药学杂志，1978，(2)：20.

[2] 何锦添.白虎加桂枝汤治疗热痹体会.广州医药，1994，(2)：46.

[3] 朱良春.痹证论治.中国中医药，2003，(5)：26.

[4] 伍耀西.急性泌尿系感染从疮疡论治45例心得.中国民间疗法，1998，(2)：8.

[5] 岳玉萍.辨证施用重剂生石膏治疗热症临床体会.河北中医，2003，25(9)：689.

[6] 薛红良.清法治心病.实用中医内科杂志，1996，10(4)：27.